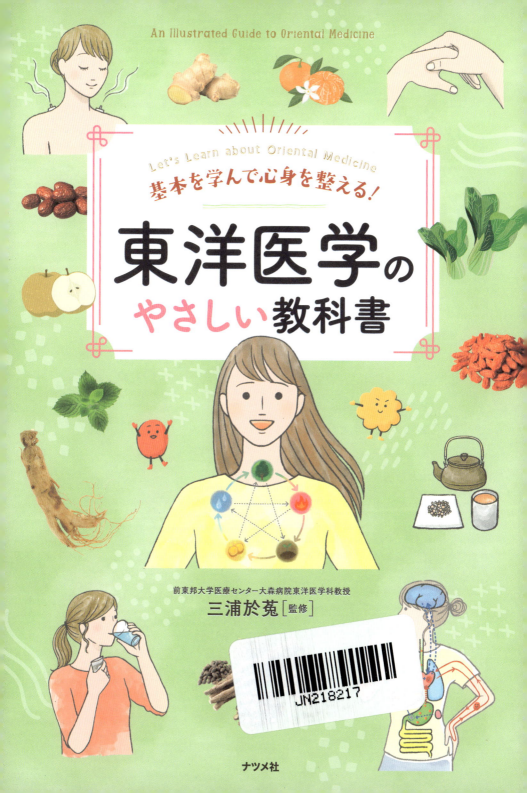

CONTENTS

巻頭特集
日本の生活に息づく東洋医学
Topics25

- 6 日本伝統の医学
- 8 人体の不思議
- 10 暮らしの漢方
- 12 漢方習慣
- 14 鍼灸

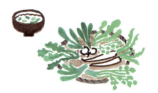

第1章 東洋医学の基本を知る

- 18 東洋医学ってなに?
- 20 東洋医学理論の特徴
- 22 からだは気と血でできている
- 26 気の病態
- 28 血の病態
- 30 陰陽五行論とは?
- 32 COLUMN 陰陽論ってなに?

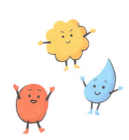

第2章 東洋医学の考える人体

- 34 東洋医学の考える人体って?
- 36 肝の働き
- 38 心の働き

- 40 脾の働き
- 42 肺の働き
- 44 腎の働き
- 46 五臓六腑以外の器官
- 48 生命力はどうやって作られる？
- 50 こころのしくみはどうなっている？
- 52 COLUMN 東洋医学的"脾胃"養生のススメ

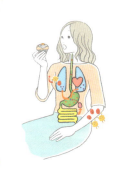

第3章 東洋医学の考える健康と病気

- 54 正気と邪とはなにか？
- 56 病気になる原因とは？
- 60 病気のある場所ってどこ？
- 62 病気が悪化する流れ
- 64 四診による診断
- 66 問診 〜"自覚症状"を聞く〜
- 68 問診 〜"寒熱、虚実"を聞く〜
- 70 切診 〜診断の代名詞、脈診〜
- 72 切診 〜日本独特の診断、腹診〜
- 74 望診 〜顔診でセルフチェック〜
- 76 望診 〜舌診でセルフチェック〜
- 78 証を立てる
- 80 治療方針を決める
- 82 COLUMN 未病ってなに？

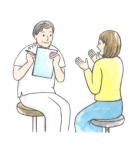

第4章 漢方治療

- 84　漢方治療とは？
- 86　生薬とは？
- 88　生薬の性質〜四気と五味〜
- 92　生薬図鑑
- 98　漢方薬の構造とは？
- 100　漢方薬の名前の由来は？
- 102　発熱症状に効く漢方薬
- 104　正気を補う漢方薬
- 106　六淫に対抗する漢方薬
- 110　注意したい副作用
- 112　漢方薬の上手な飲み方
- 114　COLUMN　神の名が付いた漢方薬

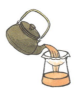
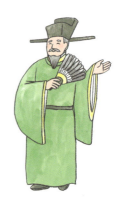

第5章 食養生を楽しむ

- 116　食養生ってなに？
- 118　食材の特性〜五性と五味〜
- 122　体質を改善する食事
- 124　「虚証」タイプにおすすめの食材
- 126　「実証」タイプにおすすめの食材

- 128 「寒証」タイプにおすすめの食材
- 130 「熱証」タイプにおすすめの食材
- 132 食薬図鑑
- 134 **COLUMN** 季節に効くカンタン養生茶

第6章 ツボ療法を楽しむ

- 136 鍼灸治療ってなに？
- 138 経絡とツボの関係
- 140 経絡とその種類
- 142 ツボ（経穴）とその種類
- 144 ツボ図鑑
- 150 鍼治療ってどんなもの？
- 152 灸治療ってどんなもの？
- 154 手技療法ってどんなもの？
- 156 **COLUMN** 鍼灸グローバル化の最前線

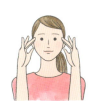

第7章 東洋医学の相談室

巻末資料
- 164 漢方方剤リスト
- 168 食材リスト
- 172 正経十二経脈

索引…187
参考文献…191

日本の生活に息づく

紀元前の中国を発祥とする東洋医学は日本にも伝えられ、その考え方は今日の私たちの生活のなかにも取り入れられています。

Topics 1 「東洋医学」とは中国発祥、日本育ちの医学

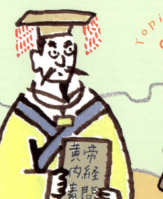

紀元前
中国伝統医学が誕生
2000年以上前の中国で、現在の東洋医学理論の基本となる『黄帝内経(こうていだいけい)』という書物が編纂されました。

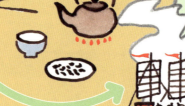

6〜7世紀
中国伝統医学が日本に伝来
仏教の伝来とともに、生薬や中国医学が日本に伝えられました。

1000年以上の歴史をもつ（日本伝統の医学）

東洋医学

Topics 25

日本の生活に息づく東洋医学 Topics 25

東洋医学は中国で生まれて発展し、日本に伝えられました。そして西洋医学が入ってくるまでの1000年以上、日本の主流医学でした。西洋医学やその他の医学とは、生命や病気に対する考え方が異なり、**東洋医学の考え方は、日本人の生命観や自然観により近いものです。**東洋医学は文化や習慣、日常会話など、生活のなかに溶け込み、私たちの健康を支えてくれています。

10世紀〜
当時の中国伝統医学をまとめた医学書を編纂

平安時代（984年）に宮廷医の丹波康頼が『医心方』を編纂。現存する最古の医学書で、中国の医説・医術を収録。鍼灸についても書かれています。

戦国〜安土桃山時代
中国伝統医学が庶民にも広まっていった

中国の金・元時代の医学に始まる後世派など、さまざまな派閥が誕生。曲直瀬道三が啓迪院を設け、多くの医生を育てました。

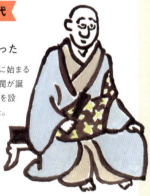

医聖・曲直瀬道三は医学の礎！

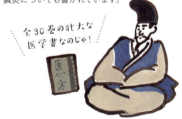

全30巻の壮大な医学書なのじゃ！

江戸時代
蘭方医学に対し漢方医学とも呼ばれるように

後世派に対し、中国・漢代の『傷寒論』『金匱要略』に戻ることを主張した古方派が台頭。吉益東洞などが有名。また、江戸中期〜後期には蘭方医学を取り入れる医師も増え、蘭方に対して「漢方」とも呼ばれるように。

『傷寒論』に回帰すべし

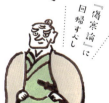

近・現代
西洋医学の導入で一時衰退するも再び普及

明治政府が西洋近代医学を正規医学として普及させる政策をとり、東洋医学は衰退。しかし戦後、再び普及しています。

新しい西洋医学
蘭方
⇅
漢方
日本の伝統医学

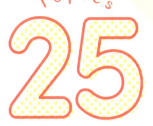

7

知っているようで知らない 人体の不思議

Topics 2 「神経」、「失神」など、東洋医学の神は体内にある

一時的に神が離れた状態が失神

東洋医学では、自然や万物を動かしている超人間的な力である「神」が人間の体内にも存在し、生命活動を左右すると考えています。たとえば生命力が溌剌とした状態を「得神」、一時的な意識喪失状態を「失神」といい、生命力の強弱を示しています。

→P.50

Topics 3 「五臓六腑に染み渡る」とは、全身で深く感じること

からだ全体に深く味を感じるね！

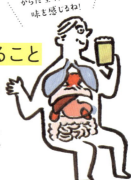

五臓六腑とは、東洋医学の臓腑をまとめて表現したものです。五臓は肝、心、脾、肺、腎。六腑は胆、小腸、胃、大腸、膀胱、三焦を指し、消化吸収の働きを担います。

→P.34

Topics 4 「女性は7の倍数」、「男性は8の倍数」で変わる

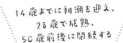

14歳までに初潮を迎え、28歳で成熟、50歳前後に閉経する

『黄帝内経』（→P.6）には、「女性は7の倍数」「男性は8の倍数」の年齢のときに、からだに変化が訪れると書かれています。これは成長や生殖、老化に関わるエネルギーの「腎精」から見たからだの年齢変化によるものです。

→P.48

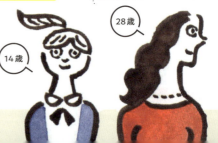

14歳　28歳

日本の生活に息づく東洋医学 Topics 25

Topics 5 「目は口ほどに物を言う」。目で分かる肝の不調

現代医学では目が充血しているときは目の病気を疑いますが、東洋医学では「肝」との関係を疑います。肝と目は経絡という通り路でつながり、肝が目の働きを担っているためです。このように患部とは異なる部位に、問題の根本があると考えるのが東洋医学の特徴です。

→ P.36

Topics 6 「病は気から」は本当の話

東洋医学でいう「気」とは、人間の生命活動を維持する力、からだを働かせるエネルギーのことです。そのため、気の巡りが悪くなったり停滞したりすると病気になりやすくなります。まさに病は気の状態に左右されるのです。

→ P.54

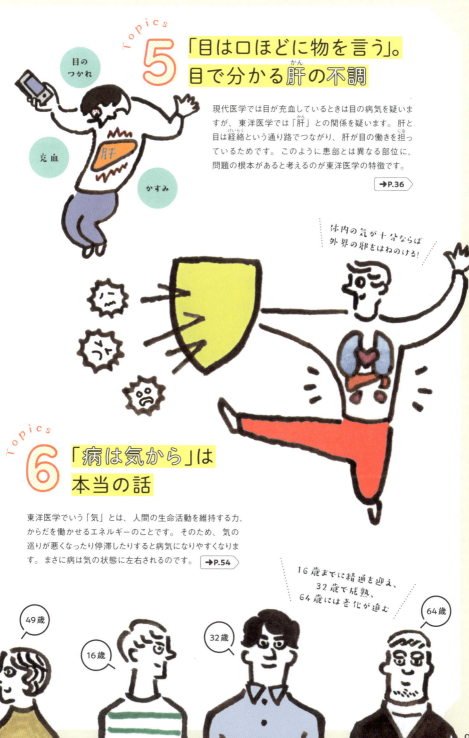

Topics 7 漢方薬のなかでも10%は日本の生薬

漢方薬の原料となる生薬の生産はほぼ中国に依存していますが、需要増や輸出規制なども影響し、国内生産が増えつつあります。漢方薬の原料となる生薬は、2020年度時点で約83%が中国産、日本産は約10%、その他の国が約7%となっています。※

→P.86

※出典：日本漢方生薬製剤協会（日漢協）

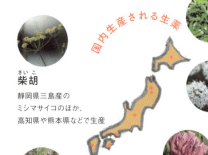

国内生産される生薬

柴胡（さいこ）
静岡県三島産のミシマサイコのほか、高知県や熊本県などで生産

甘草（かんぞう）
北海道、秋田県などで生産

当帰（とうき）
北海道や岩手県、群馬県、奈良県などで生産

川芎（せんきゅう）
北海道、長野県、岩手県などで生産

芍薬（しゃくやく）
北海道、秋田県、奈良県、群馬県などで生産

日本の食文化にしっかり浸透
（暮らしの漢方）

Topics 8 七味唐辛子には7種類の生薬が含まれる

七味唐辛子の「七味」とは、7種の生薬のこと。江戸時代、薬研堀（やげんぼり）にあった辛子屋・徳右衛門が漢方薬をヒントに作り、売り出したのが始まりといわれています。江戸庶民が愛好したそばとの相性がよかったことも、七味唐辛子が普及した要因のようです。

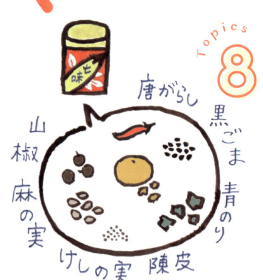

唐がらし／黒ごま／青のり／陳皮／けしの実／麻の実／山椒

日本の生活に息づく東洋医学 Topics 25

Topics 9 「立てば芍薬、座れば牡丹…」は実は漢方処方のこと

「立てば芍薬、座れば牡丹、歩く姿は百合の花」という言葉は、美人を形容する表現として知られますが、本来は生薬の使い方を例えたものとも言われています。

→P.92

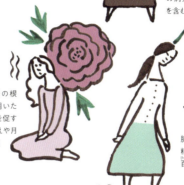

立てばは、"気が立つ"の意もある。イライラや婦人科系の病気、筋肉の張りに芍薬を含む漢方薬を処方

牡丹皮は、牡丹の根の外皮をおもに用いた生薬。血の巡りを促す作用があり、冷えや月経痛に処方される

肺の熱を冷ますほか、精神安定にも効く百合を処方

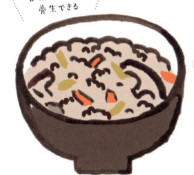

普段のご飯でも養生できる

Topics 10 薬味を添えた和食 加薬ごはんは薬食同源

かやくは「加薬」と書き、元は漢方薬の効果を高めるために補助的な薬を加えることや、その薬を指す漢方用語です。そこから転じて、料理に添える薬味や香辛料を加えることも同様にあらわしたことから、かやくご飯と呼ばれるように。

→P.116

Topics 11 葛根湯医者はやぶ医者ではない！

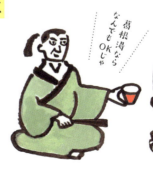
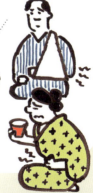

葛根湯ならなんでもOKじゃ

古典落語に、頭痛や腰痛などどんな不調でも葛根湯を出すやぶ医者の話があります。しかし、初期のかぜから手足の痛みまで、効能の広い葛根湯をいろいろな病気に対して処方する医師は必ずしも「やぶ」とはいえないのです。

→P.103

日本の節目に東洋医学の知恵あり。季節に根づいた漢方習慣

Topics 12 医師が配った屠蘇散

元日に飲むお酒「お屠蘇」は、屠蘇散という漢方処方をお酒に浸した薬用酒のこと。これは江戸時代に、医師が薬代の返礼として屠蘇散を配ったのが庶民に広まったともいわれています。屠蘇とは「邪気を屠り、心身を蘇らせる」というのが本来の意味。

からだを温めて胃腸を整え、かぜ予防にもなる漢方じゃ

Topics 13 効能をもつ食薬で作られた七草がゆ

毎年1月7日に七草がゆを食べるのは、早春にいち早く芽吹く七草を食べることで邪気を払い、無病息災を願うためです。また、七草にはそれぞれ胃を丈夫にする効果もあり、正月料理を食べ過ぎた胃腸を整えてくれます。

せり、なずな、ごぎょう、はこべら、ほとけのざ、すずな、すずしろ

Topics 14 女性のための桃の節句に桃の漢方

桃の漢字の「兆し」は、前触れを意味し、妊娠や安産を象徴する果実として、女性のお祭りに使われるようになりました。桃の実（桃仁）は血を巡らせるなど、女性によく使用される漢方薬です。また、桃の節句にヨモギ（艾葉）を使った草餅を食べる習慣もありますが、これも月経痛などに処方される漢方薬です。

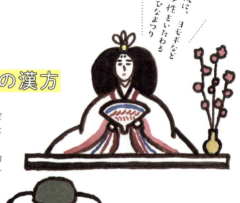

桃に、ヨモギなど、女性といたわるひなまつり

Topics 15 薬日とも言われる端午の節句。菖蒲でからだを温める

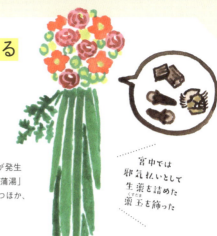

宮中では邪気払いとして生薬を詰めた薬玉を飾った

旧暦の5月5日は梅雨入りの時期です。いろいろな病気が発生しやすいため、「薬日」といわれていました。この日「菖蒲湯」に入るのは、菖蒲がからだを温めて湿気を取る効果をもつほか、食あたりなど梅雨の時期の病気に使われていたためです。

Topics 16 夏越の祭りに茅根のお払い

旧暦の6月30日は、全国の神社で茅の輪（チガヤで作った輪）をくぐる夏越（名越）の祭りが行われます。チガヤの根（茅根）とは、熱を冷まし湿気を取る作用がある漢方薬で、夏の病気を予防する効果があります。

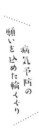
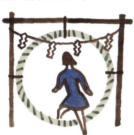

病気予防の願いを込めた輪くぐり

Topics 17 菊花と呉茱萸の薬玉を付ける

旧暦9月9日の重陽の節句になると、宮中では端午の節句に飾られた薬玉（上記）を、菊花と呉茱萸が入った袋に取り替える行事がありました。呉茱萸はグミの実で、からだを温める作用が強く、冬を迎える前に病気予防を祈念したと言われています。

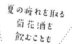
夏の疲れを取る菊花酒を飲むことも

Topics 18 八坂神社のおけら詣りで健やかに過ごす

大晦日、京都の八坂神社では、おけらと柳によって点火された浄火をもらい受けて持ち帰り、元旦に用いる種火とする「おけら詣り」が行われます。おけらの根は蒼朮という漢方薬で、からだを元気にする作用などがあります。

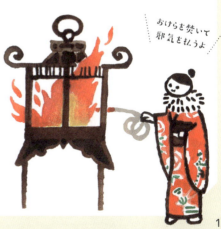

おけらを焚いて邪気を払うよ

日本の生活に息づく東洋医学　Topics 25

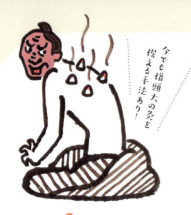

今でも指頭大の灸を据える手法あり！

Topics 19 「お灸を据える」とは、おしおきのこと

かつての灸治療は、大きなもぐさに火をつけ、高温で行われるキツ〜いものがありました。そこから転じて、「きつく注意したり、罰を加えたりしてこらしめる」という意味もあります。

（ 庶民を支えた予防医学　**鍼灸**（しんきゅう） ）

Topics 20 「病膏肓に入る」と、からだの疲れはピーク

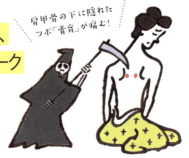

肩甲骨の下に隠れたツボ「膏肓」が痛む！

膏肓の「膏」は重い難病のこと、「肓」は穴（＝ツボ）のことを指します。つまり「病膏肓に入る」という言葉は、重い難病にかかっているという意味で、実際に循環器、呼吸器の病気などではツボの「膏肓」に強いコリが出てきます。

Topics 21 「ツボを押さえた」とはまさにツボのこと

ツボとは鍼灸治療で使われる経穴（けいけつ）のこと。適切なツボに鍼や灸の治療を行うと、治療効果も上がることから、「ツボを押さえた」「ツボを突く」などの言葉が生まれ、物事の要所や勘所をしっかりつかんでいるという意味で使われるようになりました。

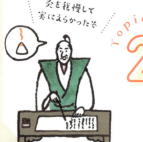

灸を我慢して実にえらかったぞ

Topics 22 戦国大名も灸で健康を維持していた

灸が日本に伝来したのは奈良時代で、その後戦国大名たちも灸を愛用したといわれています。豊臣秀吉が妻の茶々（淀君）に宛てた手紙には、茶々が病気を治すために熱さを我慢して灸治療をしたことを褒めた手紙が残っています。

日本の生活に息づく東洋医学 Topics 25

Topics 23　百人一首や枕草子などにも登場する灸

百人一首「かくとだに えやは伊吹のさしも草 さしもしらじな 燃ゆる思ひを」は、藤原実方朝臣から、『枕草子』で知られる清少納言に送られた歌。ここで読まれた「さしも草」とはヨモギの別名で、お灸に使う「もぐさ」のこと。ヨモギが燃える様子を熱い恋心に喩えたしゃれた一句です。

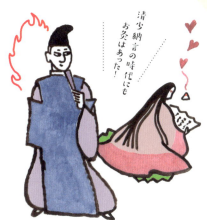

Topics 24　松尾芭蕉を支えた三里の灸

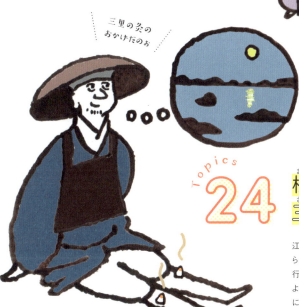

江戸時代の俳諧師・松尾芭蕉は、江戸から東北、北陸、美濃国まで旅したときの紀行文『おくのほそ道』に「三里に灸すゆるより」と記しています。灸を三里（足三里）に据えることで、長旅の疲れを癒やしたようです。

→P.139

Topics 25　鍼灸法"管鍼法"は日本で発明された！

鍼治療で広く行われている「管鍼法」を発明したのは、江戸時代の盲目の鍼師、杉山和一。江の島弁財天の祠で断食修行を行い、その帰り道、石につまずき倒れた際に松葉の入った管を拾い、管鍼術の着想を得たといわれています。

→P.150

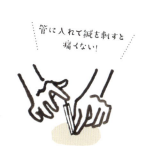

15

はじめに

『杏林伝説』という逸話を知っていますか？

2000年以上前の中国に、董奉という名医がいました。董奉は貧しい患者からは金を取らず、治療費の代わりに杏を植樹させました。いつしか大きな杏の林ができましたが、その実は飢饉の食料になり、漢方薬にもなりました。ここから、名医のことを「杏林」とも呼ぶようになり、日本でも大学や製薬会社の名前として、広く活用されています。このように、日本文化のなかには、東洋医学の概念があちこちで見られます。

中国から伝来し、1000年以上の長きにわたって、日本で行われてきたこの医学は、日本文化そのものです。この医学の背景には、日本人の物の考え方、すなわち自然観や健康観、生命観が密接に結びつき、影響を与えてきました。日本では、"四季の移り変わりや自然の営みを大切にし、季節や地域の特性に応じた生活を送ること"を重んじますが、これは東洋医学の基本理念とも一致しています。心身の健康を保つために、自然の恵みや力を活用するという共通の考え方を持っているのです。

中国伝統医学をルーツに、日本人の価値観と影響し合いながら発達してきたのが東洋医学。この医学を理解することは、日本人の根底にある考え方を再認識することにもつながるはずです。

三浦於菟

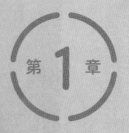

東洋医学の基本を知る

東洋医学を理解するうえで、
まずは知っておきたい基本のキを解説します。
東洋医学のベースとなる哲学や理論など、
世界観を把握しておきましょう。

東洋医学理論①

東洋医学ってなに?

東洋医学の理論などを細かく知る前に、どのような背景をもつ医学なのか、日本における位置づけなどを、体系的に把握しておきましょう。

中国で生まれ、日本で育った古代からある伝統医学

東洋医学は中国で生まれ、5～6世紀頃に仏教などとともに日本に流入して、活用された医学です。紀元前に中国で誕生した『黄帝内経(こうていだいけい)』を基本的な医書とし、時代を経るごとに新たな考えや知識が蓄積されて、医学として体系付けられてきました。西洋医学の考え方が日本に影響を与えるのは江戸時代の中期ですが、この時点まで約1000年間にわたって、他の医療の干渉を受けずに独自に発達していました。

東洋医学の考え方のベースには4つの特徴があります。

❶理論の基本は儒学(じゅがく)(中国思想、哲学)。
❷検査機器やデータなどでなく、医師個人の経験上の感覚で病気を判断する。
❸日本文化と結びついた民族伝統医学。
❹治療経験の集大成である経験医学。

なお、中国において「東洋」とは「東の海」という意味から、おもに日本を指します。つまり、東洋医学とは日本の医学ということになります。中国発祥ですが、日本人の民族性と文化が生かされた伝統医療なのです。

Pick Up!

東洋医学のベースとなる4つの医書

東洋医学が西洋医学と大きく異なる点は、その歴史の深淵なること。2000年前に成立した中国伝統医学の医書は今も治療のバイブルです。

● 前漢時代末期～後漢時代初め → ● 後漢時代 → ● 後漢時代末期～三国時代

『黄帝内経』
『素問(そもん)』『霊枢(れいすう)』の2部門からなる。『素問』では気や五臓六腑、経絡といった理論、『霊枢』では診断法など臨床についての記載が見られる。

『神農本草経(しんのうほんぞうきょう)』
中国古代の皇帝・神農が分類したとされる薬物書。365種類の生薬を解説している。

『傷寒論(しょうかんろん)』
発熱性疾患を治療する優れた漢方薬の処方を記載している。

『金匱要略(きんきようりゃく)』
非発熱性疾患を治療する優れた漢方薬の処方を記載している。

東洋医学の特徴

特徴1 儒学（哲学、思想）が東洋医学の土台

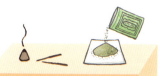

儒学（気・陰陽論・五行論）

中国で誕生した儒学は人間の判断の基準が示されているもので、すべての学問は医学も含め、この学問を土台にして成立。特に気、陰陽論、五行論は重要な理論で、**"生命や病気をこれらの思想をもとに考えよう"**としているのが東洋医学です。

特徴2 医師が病気を判断する基準をもつ

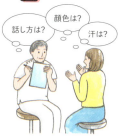

現代医学の器具は使わず、医師が「四診」と呼ばれる診察法でからだの状態を把握する

古代に生まれた医学であるため、診察器具は使用されず、血液検査のような科学的な検査も行われません。病気の状態については、**医師が長年の経験の蓄積で得られた感覚で捉え**、患者との対話や観察を通じて、言葉で判断します。

特徴3 中国を起源とする日本の民族伝統医学

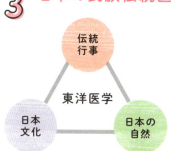

世界各国に存在する民族独自の伝統医学ですが、東洋医学は**日本の歴史や文化とも深く結びついた伝統医学**です。お正月の屠蘇散や端午の節句の菖蒲湯のような行事、"精神"、"元気"といった東洋医学由来の用語などに、その影響が見られます（→P.6）。

特徴4 経験や結果を重視する医学

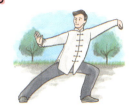

東洋医学と道教医学それぞれの要素をもつ気功。1949年以降に名付けられた医術です。

儒学を基礎にもちつつも、**経験をもとに理論を検証し、体系付けられたのが東洋医学**です。中国の伝統医学には呪術的な要素をもつ道教医学など別体系の治療もありますが、漢方薬や鍼灸、按摩（推拿）は、経験的な医学として発達しています。

東洋医学理論②

東洋医学理論の特徴

人体や五臓六腑、さらに病気に至るまで、万物は他とのつながりをもちながら、常に変化していくものと捉えるのが東洋医学の根底をなす考え方です。

東洋医学は、西洋医学とは異なる別体系の医学

東洋医学で指す「肝」を、西洋医学で「肝臓」と名付けるなど、東洋医学の用語を西洋医学が借用したこともあり、東西医学は"似ている医学"と考えがちです。しかし、実際は**西洋医学と東洋医学は、根本から異なる考えで体系付けられた医学**です。東洋医学独特の理論として、大きく3つ挙げられます（右ページ参照）。

特徴1 目に見えないからだの機能を重視する

西洋医学の診断や治療で重視されるのは、「目で見て科学（数値）的に証明される物質（肉体面）」です。しかし、東洋医学では「臓腑や気血、こころの働きなど目に見えないもの（機能面）」も重視します。つまり、**人間を総合的に把握し、目に見えない機能面にも治療を結びつけられる**のが、東洋医学です。

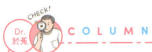

COLUMN

東洋医学を正しく知るには？

江戸時代に日本に伝わってきた西洋医学（蘭学）。当時の医師は、西洋医学の用語を東洋医学の知識や漢学（中国の学問）に置き換えて理解していきました。その結果、西洋医学の「血液」と東洋医学の「血」では、表現が似ていても、機能が同じとは限らない…といった誤用が生じ、現代でも混乱した用語が見られます。東洋医学用語と現代の用語の意味は違う場合があることを念頭におき、「**用語の本来の意味を知ること**」が、東洋医学を学ぶ第一歩です。

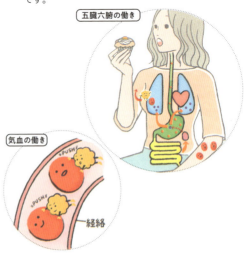

五臓六腑の働き

気血の働き

経絡

東洋医学が重視する3つのこと

特徴 2 関連性を重視する

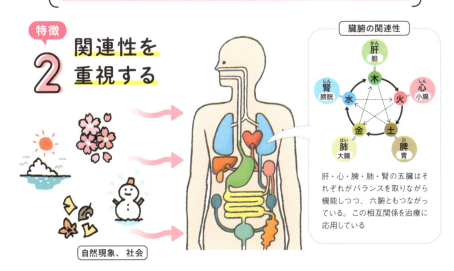

臓腑の関連性

肝・心・脾・肺・腎の五臓はそれぞれがバランスを取りながら機能しつつ、六腑ともつながっている。この相互関係を治療に応用している

東洋医学では、**各臓器同士、あるいはこころと臓器、人間と環境（自然現象や社会）は互いに影響を及ぼし、関連し合う存在**と考えています。たとえば、ある頭痛は、肝の機能が低下して血の流れが滞ったり、感情が異常に高まったり、自然環境が低気圧になったりしたときに生じます。東洋医学はこれらの「関連性」を利用して病気の原因を探り、診察や治療を行います。

特徴 3 万物の移り変わり、循環を重視する

四季、天気など万物は循環しています。同様に**体内の物質も変化し、循環することで生命を維持している**と考えられます。かぜの症状が、「鼻水→発熱→咳」と変化するように患者の病態は常に変化します。東洋医学では、病気の状態（＝証）は常に変化することが前提となっており、治療面も証が変わるたびに変化していきます。

移り変わるのが前提の"証"
（かぜの場合）

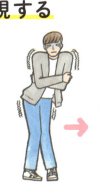
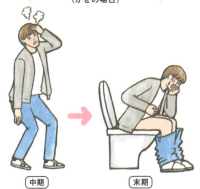

初期　寒気や鼻水
中期　熱や咳、痰
末期　食欲不振や下痢

東洋医学理論③

からだは気と血でできている

万物を構成する「気」は、東洋医学理論を知るうえでとても重要な概念のひとつです。「血」と合わせて、機能を解説します。

万物を構成する最小要素である「気」と、人体に栄養を与える「血」

　気とは宇宙を含めたこの世界のすべてを構成しているものです。これは言い換えれば、臓器（五臓六腑）や血液（血）、こころ、生命など人体に属するものも当然、気によって成立しているということです。さらに気はエネルギーも有しており、性質や現象によってさまざまに作用し、動くことができます。このように「気が人体を形づくり、気によって人は動かされ、生命を維持している」という認識は、東洋医学で最も重要な概念です。

　もうひとつ、人体を動かすために大切なものが血（→P.24）です。前述したように血も気から構成されていますが、**人体に対して栄養を与える（滋養する）機能**をもっています。つまり、肉体を滋養できる実体のある気が「血」であり、人体を動かす見えないエネルギーが「気」となります。

Pick Up!

中国語と日本語の"気"の違い

　気とは、「①気をもむなど感情、②気力や病気など」という2種類の使われ方をします。②は中国由来で、具体的な物質やエネルギーから派生したものを指します。日本語的な使い方となる①は、感情や気分など曖昧なものに用います。とかく怪しいイメージをもつ気ですが、このような日本語的な意味から想起されたと考えられています。

日本語の場合
こころの動きや雰囲気など、無形で曖昧、感情的なものをあらわす

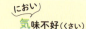

中国語の場合
「気味（におい）」がよくない」など実体を伴うものに使用し、気の本来の意味を保持している

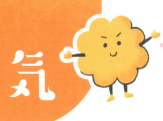

気

人体のすべてのものが気から成り立ち、機能している

万物が気から構成されているとすれば、当然、**生体も気で成立しています**。生体とは、すなわち「生きるからだ」であり、肉体だけでなく、機能（働き）も持ち合わせています。人体における気のおもな機能は、①推動作用、②防御作用、③温煦作用、④気化作用、⑤固摂作用の5つあるといわれています。

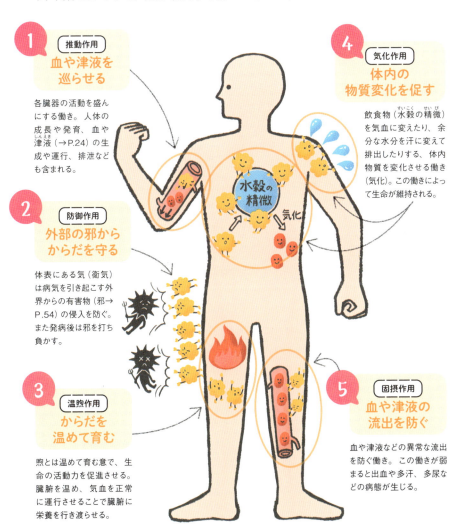

1 推動作用　血や津液を巡らせる

各臓器の活動を盛んにする働き。人体の成長や発育、血や津液（→P.24）の生成や運行、排泄なども含まれる。

2 防御作用　外部の邪からからだを守る

体表にある気（衛気）は病気を引き起こす外界からの有害物（邪→P.54）の侵入を防ぐ。また発病後は邪を打ち負かす。

3 温煦作用　からだを温めて育む

煦とは温めて育む意で、生命の活動力を促進させる。臓腑を温め、気血を正常に運行させることで臓腑に栄養を行き渡らせる。

4 気化作用　体内の物質変化を促す

飲食物（水穀の精微）を気血に変えたり、余分な水分を汗に変えて排出したりする、体内物質を変化させる働き（気化）。この働きによって生命が維持される。

5 固摂作用　血や津液の流出を防ぐ

血や津液などの異常な流出を防ぐ働き。この働きが弱まると出血や多汗、多尿などの病態が生じる。

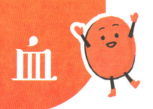

血とは"栄養分+水分"のこと
いわば、からだを滋養する物質

血は、ほぼ西洋医学の血液と同義で、からだのすみずみまで、**栄養素などの生命維持に必要なものを運ぶ物質**です。血の構成成分は「栄養分＋水分（津液）」となっており、これらを臓器や細胞のすみずみまで与えることを"滋養する"といいます。

Pick Up !
現代的な漢方医学と「伝統医学の"血"の違い」

伝統医学では、気と血が生命を構成する2大要素であり、血に水分（津液）を含めて考えています。一方で、現代漢方治療の理論では血と水を区別し、血は西洋医学と同様の血液状のもの、水は体液と捉えています。

飲食物から作られた栄養分。津液をのぞくすべて

血 ＝ 栄養分 ＋ 水分

津液のこと。体内の水分（体液）の総称

1 滋養作用
栄養分や水分を臓腑に与える

人体の各臓器は、血が補給されることで滋養され、それぞれの機能を存分に発揮できる。

血は、心のポンプ機能によって、全身をよどみなく循環する。心が不調になると滋養不足が生じる

各臓器は経絡と呼ばれる通路で結ばれている。血は気とともに経絡を巡り、全身をくまなく滋養する

2 寧静作用
こころの活動を保証する働き

こころの活動も血によって作用が発揮される。たとえば空腹時、血が不足するとイライラや無気力感が生じるのはそのため

気と血の関係性

気に対する血の作用は？

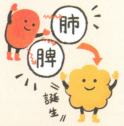

① 血が気を生み出す

気は、肺と脾の働きによって常に補充されるが、それらの臓器は血の滋養によって活動する。

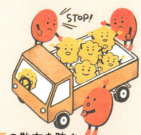

② 気の散在を防ぐ

気は陽（→P.32）に属し、フワフワと動く浮動性がある。血は気に付随することで、気の散在を防止する。

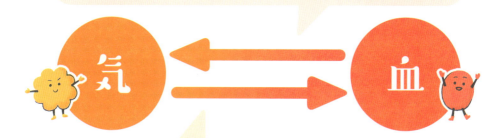

血に対する気の作用は？

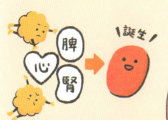

① 気は血を生み出す

血は心、脾、腎の臓器から生成されるが、その臓器を働かせるのは気の作用による。

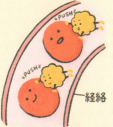

② 気は血を循環させる

血は運動性が乏しいため、経絡を巡るには気の推動作用（→P.23）が必要。

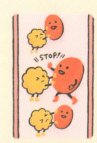

③ 気は血を固める

気の固摂作用により、血は経絡外に漏れ出さず、循環することができる。

東洋医学理論④

気の病態

人体を活動させるエネルギー源である気。この気が不足したり、能力が低下したりすると、どのような病態に陥るか解説します。

> 気の不足や機能低下による「気虚」と、
> 気の循環が不調になる「気滞」「気逆」

気の不調には、❶気の働きの低下と、❷気の循環の失調という2つのタイプがあります。

①は脾胃（消化器官）などの不調から気がうまく作れない、あるいは病や過労によって気が消耗したといったことが原因となり、生体のエネルギーや活力が低下した状況です。これを「気虚」といい、病気にかかりやすくなったり、倦怠感が見られたりといった病態があらわれます。

一方、②には、気の流れが停滞してゆるやかになる「気滞」と、定められたルート（経絡）を正しく流れない「気逆」という2つの病態があります。気の循環は五臓のうち肝（疎泄作用→P.36）が担いますが、ストレスなどで不調に陥ると調節に不具合が生じます。

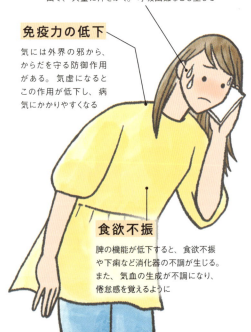

気虚

原因は？ 先天的な虚弱、精神的なストレス、過労や睡眠不足、食生活の乱れなどがある。

汗が止まらない
肺の機能が低下すると、津液が経絡から漏れ出て、大量に汗をかく。呼吸困難なども生じる

免疫力の低下
気には外界の邪から、からだを守る防御作用がある。気虚になるとこの作用が低下し、病気にかかりやすくなる

食欲不振
脾の機能が低下すると、食欲不振や下痢など消化器の不調が生じる。また、気血の生成が不調になり、倦怠感を覚えるように

気滞(きたい)

原因は? 精神的ストレス、消化不良(食積)や瘀血などがある。

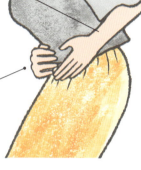

憂うつ感
気の巡りが停滞すると、肝の疎泄作用に不調が生じ、憂うつ感や考え過ぎなどがあらわれ、こころの安定が失われる

げっぷ
溜まった気が排出されることで膨満感が消失、軽減する。生理的な反応として、げっぷ、ため息などが増える

お腹の張り
気の巡りが悪くなるため、お腹の張りやつかえ、疼痛(ちくちくした痛み)があらわれる

気逆(きぎゃく)

原因は? 肝の機能低下により、気の制御が不調になることなどがある。

気を十分に巡らせることが健康への第一歩!

イライラ感
精神的ストレスや気滞により肝の作用が失調すると、肝気が上昇。イライラしたり、めまいが生じたりする

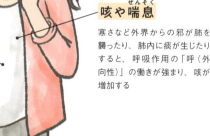

吐き気
胃の気は下方に働くのが正常だが、食積(停滞した飲食物)が生じたり、水分が溜まったりすると逆に上方に向かい、吐き気などが生じる

咳や喘息(ぜんそく)
寒さなど外界からの邪が肺を襲ったり、肺内に痰が生じたりすると、呼吸作用の「呼(外向性)」の働きが強まり、咳が増加する

第1章 東洋医学の基本を知る

東洋医学理論⑤

血の病態

女性は月経があるので、血の不調に陥りやすいよ！

血が不足する「血虚」とスムーズな流れを阻害する「瘀血」のほか、津液の停滞による「痰飲」「湿熱」などの病態があります。

気の不調から誘発される血の不調と、津液による異常な産物がある

血の不調は、気の病態と関係しています。前述（→P.25）したように、血は気の作用により作られるため、気が不足（気虚）すると血の生産力も低下し、血が不足した状態「血虚」となります。

気の流れが停滞する（気滞）と、血がスムーズに循環せず、経絡内に血があふれ、やがて経絡外に出てしまいます。結果、出血を起こして凝固し、血塊を生じます。これが「瘀血」です。手術や外傷、異常出産など、過去に出血した場合にも血が停留することがあり、これも瘀血の原因となります。なお、脳などに瘀血ができた場合、重症化することもあるので、注意が必要です。

水液代謝を担う臓器（肺や脾、腎）が不調になると、血の一部である津液が体内で停滞し、粘度の高い異常な水分である「痰飲（湿）」が溜まります。さらに、湿に熱が合わさった病態を「湿熱」といいます。

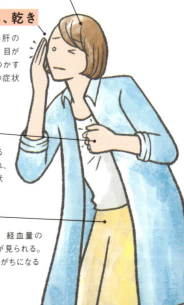

血虚

原因は？ 食事から栄養を取れない、あるいは消化器官（脾胃）の不調などが挙げられる。

不眠、物忘れ
血の「こころを落ちつかせる」作用が低下し、不安定になり、不眠や健忘症などが生じる

目のかすみ、乾き
目と関係している肝の血が不足すると、目が滋養されず、目のかすみや、乾燥などの症状があらわれる

動悸
心の血が不足すると、動悸や息切れ、不整脈などの症状が起こる

月経不順
血の不足により、経血量の減少や、月経痛が見られる。また、周期も遅れがちになる

瘀血

原因は? 精神的なストレスや冷えなどによる。あるいは過去の出血も挙げられる。

脳の血管障害
瘀血（血栓）が、血管を塞ぐことで、血管が裂けたり、破裂したりといった病態が生じる

目の下のクマ
血の停滞により、目の下にクマができやすくなる。血色もよどみ、顔色がくすみがちとなる

神経痛
同じ場所に刺すようなチクチクした神経痛が起こる。押すと痛みが増加することもある

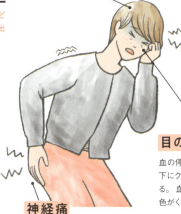

痰飲

原因は? 脾や肺、腎の機能失調により、水分の運行がうまくいかなくなったため生じる。

胃もたれ
湿（胃内で吸収されず停滞した津液）が腹に留まると、胃もたれや食欲不振が生じる

めまい、吐き気
痰飲が肺に停滞すると呼吸困難を生じ、さらには気の巡りを妨げ、めまいなどが生じる

からだの重だるさ
湿は重さがあるので下方に貯まりやすい。からだの重だるさや、むくみが生じやすい

湿熱

原因は? 外界の湿邪（→P.58）、あるいは脾の機能失調によって生じた「湿」に熱が結び付いたため。

ニキビ
熱は上部に移行する働きがあるため、顔がほてり、ニキビや炎症を生じやすい

太りやすい
ドロドロした湿熱により代謝が悪くなっているため、痩せにくく、太りやすい

口が渇く
口の渇きや粘りなどを生じる。熱を帯びた状態なので、冷たい水を飲みたがる

第1章 東洋医学の基本を知る

東洋医学理論⑥

陰陽五行論とは？

東洋医学の根本的な哲学「陰陽五行論」。陰陽論では「気を陽」「血を陰」として
その運動を説明します。また、五臓の働きとして五行論を活用しています。

> 万物の変化は"気の運動"によるもの
> この運動を説明したのが陰陽五行論

五行論は万物を木、火、土、金、水の5系統に分類し、性質を把握するしくみ。なかでも重要なのは五行と五臓の関係性です。たとえば木に属する「肝」は、木の性質である"樹木のように伸びやかに成長する"作用をもちます。火は「心」、土は「脾」、金は「肺」、水は「腎」に対応し、五行の性質を反映した機能をもちます。

また五行はそれぞれ関係し合い、相互の関係を高め合う「相生関係」と、抑制し合う「相剋関係」があります。東洋医学では、この相生・相剋関係の調和が崩れた状態を"病気"と捉え、不足の場合は補ったり、過剰なものは捨てたりすることで治療していきます。

一方、陰陽論（→P.32）とは天体から人体まで、すべての物質や現象を解釈する思想で、常に陰と陽に分けられます。

Pick Up!

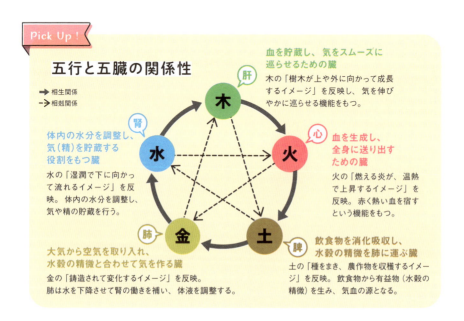

五行と五臓の関係性

→ 相生関係
⇢ 相剋関係

腎
体内の水分を調整し、気（精）を貯蔵する役割をもつ臓
水の「湿潤で下に向かって流れるイメージ」を反映。体内の水分を調整し、気や精の貯蔵を行う。

肝
血を貯蔵し、気をスムーズに巡らせるための臓
木の「樹木が上や外に向かって成長するイメージ」を反映し、気を伸びやかに巡らせる機能をもつ。

心
血を生成し、全身に送り出すための臓
火の「燃える炎が、温熱で上昇するイメージ」を反映。赤く熱い血を宿すという機能をもつ。

肺
大気から空気を取り入れ、水穀の精微と合わせて気を作る臓
金の「鋳造されて変化するイメージ」を反映。肺は水を下降させて腎の働きを補い、体液を調整する。

脾
飲食物を消化吸収し、水穀の精微を肺に運ぶ臓
土の「種をまき、農作物を収穫するイメージ」を反映。飲食物から有益物（水穀の精微）を生み、気血の源となる。

五行色体表とは?

「宇宙の万物は木、火、土、金、水という5種類の物質とその変化によって生成される」という五行論に基づいて、人体と自然を分類しているのが五行色体表（下記）です。五行色体表には人体の部位（五臓、五腑、五官など）、五臓に不調を招く原因（五季、五悪、五労）、変調した際の症状（五色、五志、五病など）が記載されています。

たとえば、「木」を見ると、対応する五臓は肝、五腑（六腑）は胆です。病気の兆候が見られるのが目、変調時の体臭は臊（あぶらくさい）となり、爪に変調が生じます。このように、五行色体表は不調時の診断や治療の指針ともなるのです。

分類	五行	木	火	土	金	水
人体の部位	五臓	肝	心	脾	肺	腎
人体の部位	五腑（五臓と対応する腑）	胆	小腸	胃	大腸	膀胱
人体の部位	五官※1（五臓がコントロールする感覚器）	目	舌	口（唇）	鼻	耳
人体の部位	五主（五臓がコントロールする器官）	筋	血脈	肌肉	皮毛	骨
人体の部位	五華（五臓の変調があらわれる部位）	爪	顔面	唇	体毛	髪
五臓を変調させる原因	五季（五臓が属する季節）	春	夏	長夏	秋	冬
五臓を変調させる原因	五悪※1（五臓が嫌う外気）	風	熱	湿	燥	寒
五臓を変調させる原因	五労（五臓を病みやすくさせる動作）	歩(行)※2	視※2	座※2	臥※2	立※2
五臓が変調時の症状	五色（五臓が変調したときの皮膚色）	青	赤	黄	白	黒
五臓が変調時の症状	五志※1（五臓が変調したときの感情）	怒	喜	思	憂	恐
五臓が変調時の症状	五病（五臓が変調したときの症状）	語※3	噫※3	呑※3	咳	欠・嚔※3
五臓が変調時の症状	五臭※1（五臓が変調したときの体臭、口臭）	臊※4	焦※4	香※4	腥※4	腐※4
五臓が変調時の症状	五味（五臓が変調したときに好む味）	酸	苦	甘	辛	鹹

※1：五官は五根、五悪は五気、五志は五情、五臭は五香ともいう
※2：行…歩きすぎる、視…目を酷使、座…座り続ける、臥…寝たきり、立…立ちっぱなし　※3：語…よく話す、噫…げっぷ、呑…呑酸、欠・嚔…あくび・くしゃみ　※4：臊…あぶらくさい、焦…焦げ臭い、香…甘いにおい、腥…生臭い、腐…腐ったにおい

Column

陰陽論ってなに？

　五行論（→P.30）と同様、陰陽論は東洋医学の根幹となっている哲学で自然科学のこと。世界のモノ・コトを「陰」と「陽」に分類し、理論化したものです。陰は「日陰」を指し、ここから暗い、冷たい、水、さらには静、消極的といった概念まであらわしています。一方の陽は「日向」を差し、明るい、暖かい、火、そして動、積極的などの概念を示します。

　自然界における昼夜や四季なども陰と陽に分けられ、常に移り変わっています。昼には陽が極まり、真夜中になると陰が極まり、夜明けになると徐々に陰が弱まります。春夏秋冬が巡っても、また春が来ます。このように「陰陽が循環し、調和している」ということが陰陽論の基本的な考え方です。東洋医学ではこの哲学を人体や病態に当てはめ、治療に役立てるべく活用していますが、臨床ではあまり活用しません。概念として覚えておきましょう。

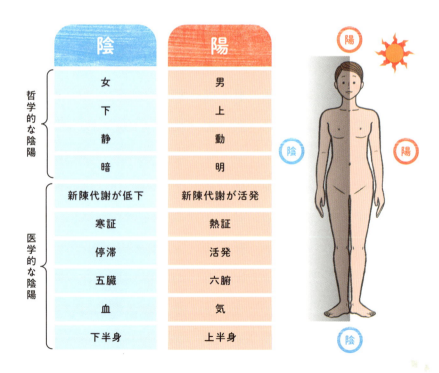

	陰	陽
哲学的な陰陽	女	男
	下	上
	静	動
	暗	明
医学的な陰陽	新陳代謝が低下	新陳代謝が活発
	寒証	熱証
	停滞	活発
	五臓	六腑
	血	気
	下半身	上半身

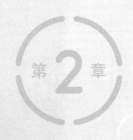

東洋医学の考える人体

西洋医学に慣れている私たちは、現代的な人体と、
東洋医学で考える人体とを混同しがちです。
臓腑とその働きをしっかり理解しましょう。

人体の構造

東洋医学の考える人体って？

東洋医学では、人体は五臓六腑を中心に活動していると考えています。各臓腑は人体を動かす機能のほか、精神活動まで担います。

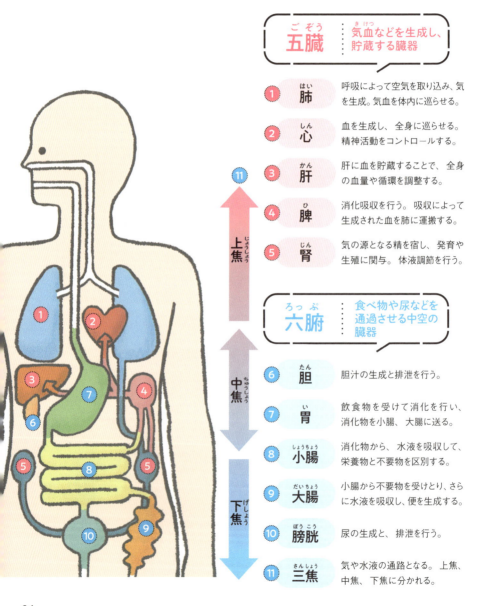

	五臓	気血などを生成し、貯蔵する臓器
1	肺（はい）	呼吸によって空気を取り込み、気を生成。気血を体内に巡らせる。
2	心（しん）	血を生成し、全身に巡らせる。精神活動をコントロールする。
3	肝（かん）	肝に血を貯蔵することで、全身の血量や循環を調整する。
4	脾（ひ）	消化吸収を行う。吸収によって生成された血を肺に運搬する。
5	腎（じん）	気の源となる精を宿し、発育や生殖に関与。体液調節を行う。

	六腑	食べ物や尿などを通過させる中空の臓器
6	胆（たん）	胆汁の生成と排泄を行う。
7	胃（い）	飲食物を受けて消化を行い、消化物を小腸、大腸に送る。
8	小腸（しょうちょう）	消化物から、水液を吸収して、栄養物と不要物を区別する。
9	大腸（だいちょう）	小腸から不要物を受けとり、さらに水液を吸収し、便を生成する。
10	膀胱（ぼうこう）	尿の生成と、排泄を行う。
11	三焦（さんしょう）	気や水液の通路となる。上焦、中焦、下焦に分かれる。

34

人体の活動は"五臓"を中心に機能し、"六腑"は臓の補佐的な役割を担っている

東洋医学では、内臓を臓と腑、奇恒の腑という3つに分けて考えています。このうち重要なものは臓と腑です。臓とは肝、心、脾、肺、腎の五臓、腑とは胆、小腸、胃、大腸、膀胱、三焦の六腑を指し、まとめて五臓六腑と呼ばれています。

臓とは「蔵」の文字でもわかるように、物質が詰まった臓器を意味します。各臓にはエネルギー源となる気が詰まっており、それらが固有の活動を行うことで人体を動かしています。

一方、腑の「府」とは町などの意味。人が集まり、通過する場所を指し、物を溜めず通過させる臓器となります。食物や尿などが通り抜けていくため、中空（空っぽ）という特徴があります。

五臓と六腑は、肝と胆、心と小腸、脾と胃、肺と大腸、腎と膀胱という対となり、経絡を通じて互いの働きをサポートしています。たとえば、食物が六腑の「胃」を通過する際に、五臓の「脾」が消化吸収を促し、気を作り出すことができます。そのため、臓に不調があらわれると腑も影響を受けるといったことが生じます。

奇恒の腑：臓でも腑でもない部位

詳細は → P.47

「奇」は風変わりな、「恒」は常にといった意味であり、一般的ではない腑のことを指します。臓のように気を貯蔵して働きかけを行いますが、腑のように空っぽの形状をしており、"機能は臓、形は腑"といった両者の特徴を合わせもった臓器となります。女子胞、脳、髄、骨、脈のほか、六腑の胆も奇恒の腑とされており、胆以外は対になる臓器はなく、こころの活動（→P.51）も行いません。

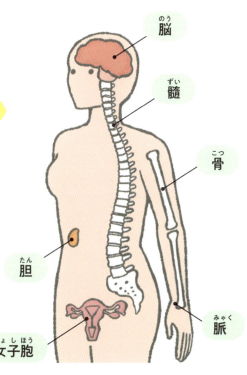

臓腑とは①

肝の働き

肝は"調節"を担当する臓器となっており、いわば人体の調整役。肝がうまく働けば気血が巡り、体調も安定します。

> DATA
> 五行　木（→P.30）
> 肝を助ける腑（五腑）　胆
> 脾が管理する器官（五主）　筋

- 気と血の巡りを調整して各臓腑の働きを整える。
- 脾胃の消化機能にも関与

気を遅延なく、スムーズに運行させる機能を「疎泄作用」といい、肝の機能によるものです。この疎泄作用には4つの働きがあります。
❶ 脾胃の消化機能を助ける。
❷ 血や津液の循環を促進する。
❸ 月経を調節する。
❹ 感情の動きを調節する。

もうひとつ、肝の働きとして「蔵血作用」があります。夜間や睡眠時には余分な血は肝で貯蔵され、日中の活動時は全身に送りだされます。この循環により、肝は血量を調整しています。

この疎泄と蔵血作用は気と血の関係ともいえます。血は気の力で全身を巡り、気は血からエネルギーを得ることで、肝の働きを維持しています。たとえば、疎泄作用が低下すると、気の力が弱まり、血や津液の停滞（瘀血、痰飲）が生じます。気が塞いでイライラするなど、感情面にも影響がでます。

なお、肝と対の関係にある「胆」には胆汁を貯蔵し、消化を助ける作用があります。胆が不調になると、黄疸や口苦といった症状があらわれます。

肝の働き ①

疎泄作用

気の運行を調節する

疎泄作用の停滞で気滞が生じると、気の力で運ばれる血や津液も滞り、瘀血や痰飲などの病態があらわれる。脾胃の消化機能（→P.40）にも関与しており、全身に不調が連鎖していく。

> 疎泄とは、樹木がのびのび枝を伸ばして成長するイメージ

胆の働き

胆汁を蓄え、胆汁を小腸に分泌する

胆は肝で生成された胆汁を蓄え、胆汁を小腸に分泌することで、消化を助ける。胆汁が小腸に分泌されないと、口内に苦味を感じたり、皮下に広がると黄疸があらわれたりする。

肝と胆の働き

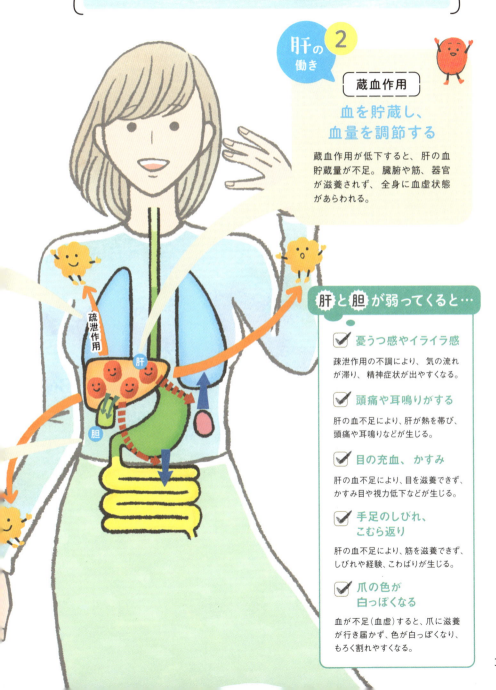

肝の働き 2

蔵血作用

血を貯蔵し、血量を調節する

蔵血作用が低下すると、肝の血貯蔵量が不足。臓腑や筋、器官が滋養されず、全身に血虚状態があらわれる。

肝と胆が弱ってくると…

☑ **憂うつ感やイライラ感**

疎泄作用の不調により、気の流れが滞り、精神症状が出やすくなる。

☑ **頭痛や耳鳴りがする**

肝の血不足により、肝が熱を帯び、頭痛や耳鳴りなどが生じる。

☑ **目の充血、かすみ**

肝の血不足により、目を滋養できず、かすみ目や視力低下などが生じる。

☑ **手足のしびれ、こむら返り**

肝の血不足により、筋を滋養できず、しびれや経験、こわばりが生じる。

☑ **爪の色が白っぽくなる**

血が不足（血虚）すると、爪に滋養が行き届かず、色が白っぽくなり、もろく割れやすくなる。

第2章 東洋医学の考える人体

臓腑とは②

心の働き

心は"君主の官"とも呼ばれる臓器。血の循環を担うほか、神を蔵することで精神活動の中心となっています。

DATA
- 五行　火（→P.30）
- 心を助ける腑（五腑）　小腸
- 脾が管理する器官（五主）　血脈

血の生成とその運搬、精神活動の中心を担う司令塔的な臓器

　人体を滋養し、生命活動を維持する基本的な物質が血ですが、その生成と循環を担う臓器が心です。血の生成には心のほか、脾や胃、肺が関わっています。脾胃で吸収された栄養物質が肺に持ち上げられ、心で血に変化します。その後、心の拍動によって経絡を通じ、全身に運ばれます。これらの臓腑に不調が生じると、血の生成や循環に影響が及び、血の不足（血虚）や動悸などの不調があらわれます。

　もうひとつ、心の重要な機能となるのが、生命そのものといえる"神"を宿している点です。神は人間の「生命活動」の根源となっており、神がなくなれば人は死に至ります。また各臓器がもつ5つの神（神・魄・魂・意・志）を統括する役割も有しており、精神活動の中枢を担うといわれています。

　心に不調が生じると、心神と血の働きに異常があらわれます。また、心と表裏の関係にある「小腸」の消化吸収の機能も補助していることから、排泄の不調などが生じることもあります。

心の働き 1
血を生成し、全身に巡らせる

飲食物は脾の消化作用で、栄養物質（精）となり、肺に持ち上げられる。心で精は「血」に転化され、拍動により運搬される。心に不調が生じると、血行障害や動悸、息切れなどの症状があらわれる。

脾の働きで飲食物が精に変化

小腸の働き
飲食物から水分を吸収する

小腸は飲食物から水分を吸収することがおもな作用で、その働きを心が補助している。心の不調が小腸に及ぶと、消化不良や口内炎などの症状があらわれる。

心と小腸の働き

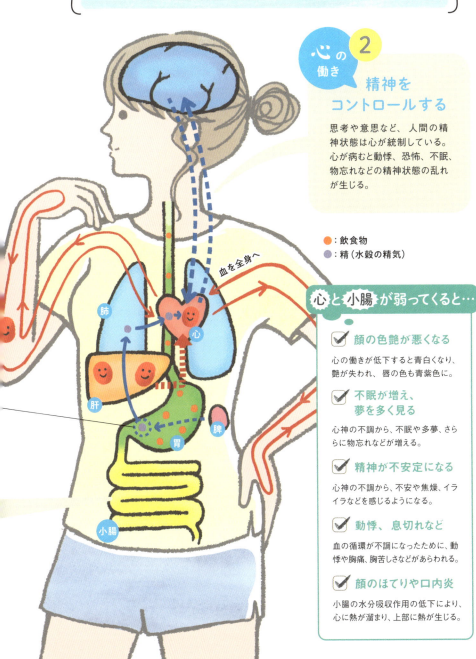

心の働き ②
精神をコントロールする

思考や意思など、人間の精神状態は心が統制している。心が病むと動悸、恐怖、不眠、物忘れなどの精神状態の乱れが生じる。

● ：飲食物
● ：精（水穀の精気）

心と小腸が弱ってくると…

☑ 顔の色艶が悪くなる
心の働きが低下すると青白くなり、艶が失われ、唇の色も青紫色に。

☑ 不眠が増え、夢を多く見る
心神の不調から、不眠や多夢、さらに物忘れなどが増える。

☑ 精神が不安定になる
心神の不調から、不安や焦燥、イライラなどを感じるようになる。

☑ 動悸、息切れなど
血の循環が不調になったために、動悸や胸痛、胸苦しさなどがあらわれる。

☑ 顔のほてりや口内炎
小腸の水分吸収作用の低下により、心に熱が溜まり、上部に熱が生じる。

第2章 東洋医学の考える人体

臓腑とは③

脾の働き

現代の認識と同様、生きるためには飲食物から栄養を得る必要があります。その働きを行う中心的な臓器が脾です。

DATA
- 五行　土（→P.30）
- 脾を助ける腑（五腑）　胃
- 脾が管理する器官（五主）　肌肉

飲食物を消化吸収し、生命力の根本となる"気血"を作り出す臓器

　脾と、表裏の関係にある胃は合わせて「脾胃」と表現され、消化吸収を行う中心的な臓腑となっています。このしくみは以下のような流れです。

❶ 胃に入った飲食物は、脾の働きによって、栄養物質（水穀の精気）へと変化する。
❷ ①は、脾の作用によって、胃から肺へ持ち上げられる。
❸ 心と肺の働きにより気血に変化し、全身に運搬される。

　この①と②を合わせて「運化作用」と呼びます。また、肺から経絡を通じて、全身に血を運搬する際、外に漏れ出ないように保持する「統血作用」も、脾によって行われているものです。

　脾は消化吸収によって、生命維持に欠かせない活力（気と血、水液を含む）を生成する働きをになっており、「気血生化の源」ともいわれます。したがって、脾の不調は、消化機能の低下にとどまらず、生命力の低下という大きな影響を全身に与えます。

脾の働き 1

運化作用

飲食物を消化吸収する

胃で飲食物を「精（水穀の精気）」に変えて（＝化）、吸収する（＝運）。不調になると胃もたれや下痢が生じ、倦怠感など生命力が低下する病態があらわれる。

胃の働き

消化の場となる

飲食物を受けとり、消化の場となる。そして、消化済みの不要物（濁）を小腸に降ろす。消化された栄養物質は脾の働きで、胃から肺へ運搬される。

脾と胃の働き

●：飲食物
●：精（水穀の精気）

脾の働き 2

統血作用

栄養物質の漏れを防ぎ、運搬する

血をコントロールする作用で、経絡から漏れないように保護する。不調になると血尿・血便・不正出血など、血が外に漏れ出す症状があらわれる。

精は気血へと変換され全身をめぐる

飲食物は脾胃の作用で精へと変化

脾が胃と小腸をコントロール

胃　脾

不要物は、大腸、膀胱へ

脾と胃が弱ってくると…

☑ **消化不良、下痢**
脾の運化作用の不調から、下痢や軟便、膨満感などが生じる。

☑ **味覚を感じにくい**
味が感じにくいなど、味覚に変調があらわれる。

☑ **全身の倦怠感**
消化吸収の不調から、気血がうまく作れず、エネルギーが低下した状態。

☑ **めまい**
胃の不調から、栄養物質が上部に上がらず、めまいなどが生じる。

☑ **汗をかきやすい**
脾の統血作用の不調から、水液が体外に漏れ出ている病態。

第2章 東洋医学の考える人体

41

臓腑とは④

肺の働き

生命活動の根本となる気は、全身に行き渡ってこそ、その力を発揮できます。肺はこの運搬を担う臓器です。

DATA
- 五行　　　　　　　金（→P.30）
- 肺を助ける腑（五腑）　大腸
- 肺が管理する器官（五主）　皮毛（皮膚）

全身の"気"と"呼吸"をコントロールして、からだに潤いを与える臓器

肺の第一の働きは呼吸運動です。東洋医学の定義する呼吸とは、自然界の大気（清気）を取り込み、体内で発生した不要な気（濁気）を排出すること。清気は気の原料のひとつで、脾の運化作用によって生まれた栄養物質（水穀の精気）と合わさることで、肺に新しい気（宗気）が生まれます。この宗気を全身に運搬するのも肺の働きです。

肺の第二の作用は、水液（津液）の運搬と排泄。脾の作用によって、有益な水液が肺に運搬（→P.40）されますが、肺はこれらを各臓腑や筋、皮膚に配布します。全身を循環し、利用された水液（濁）は汗や尿として排泄され、一部は肺に戻って再利用されます。このように水液を循環させながら、からだに潤いを与えるのも肺の役割です。

なお、肺には気を調整することで、体表や上方に向けて水液を巡らせたり（宣発）、内側や下方に向けて濁を降ろしたり（粛降）といった作用もあります。

肺と表裏の関係にある腑は「大腸」です。肺の不調が大腸に及ぶと、便秘や下痢など、排便の異常があらわれます。

肺の働き 1

宣発・粛降作用

気や栄養分を全身に発散・散布する

宗気の作用により、水液（津液）を体表部や全身に配布し、滋養を与える。また気（衛気→P.23）を体表部に巡らせることで、外邪の侵入を防ぐ。また発汗を調整する。

大腸の働き

消化物から便を排泄する

小腸で消化されたものから、さらに水液を吸収し、不要なものは便として排泄する。肺の不調により、便秘などが生じる。

肺の働き 2

通調水道作用

水液代謝の調節

水液（津液）を全身に運搬し、不要な水液を体外に排出する働き。この作用が失調すると痰やむくみなどの不調が生じる。

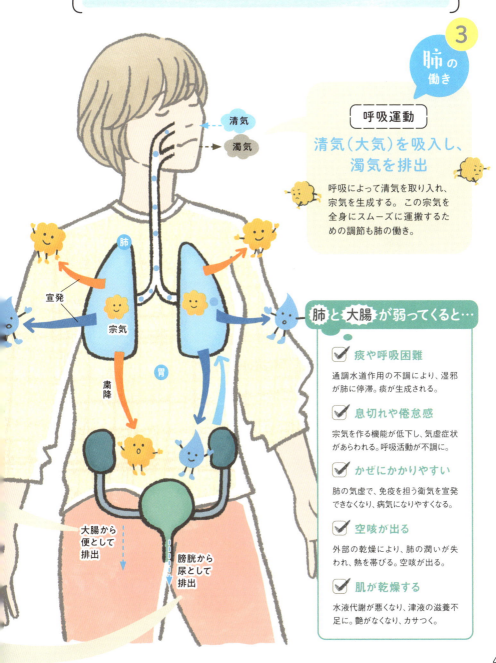

臓腑とは ⑤

腎の働き

生きるために必要な滋養分（養分と水分）と活動のための生命力を供給するのが腎の大きな役割です。

DATA
- 五行　水（→P.30）
- 腎を助ける腑（五腑）　膀胱
- 腎が管理する器官（五主）　骨

人間の生命力である"精"を宿す臓器。呼吸や水液の調節も行う

成長や発育、生殖などに関わる物質を精（腎精）といいます。これらは腎に貯蔵されているため、生命の根源ともいわれる臓器です。具体的には、以下の3つが腎の働きとなります。

❶ 腎に蓄えられている精によって、全身の生命活動が維持され、成長や発育、生殖を促進する。
❷ 体液（津液）の調節を行う。
❸ 肺と協力して呼吸運動の一端を担う、納気をつかさどる。

腎精は後天の気と、父母から得た精（先天の気）が合わさって生成されます（→P.48）。腎は成長期のほか必要に応じて精を放出することで生命活動を調節し、ときには精を気血に変化させて、人体を滋養します。

腎は体液の運搬と再吸収、尿の排泄の調節も担います。からだを滋養した後の体液は肺の作用で膀胱に降ろされます。腎はこれらをさらに清と濁に仕分けし、清は肺で再利用されます。

腎と膀胱は表裏の関係にあるため、腎の働きが低下してしまうと、排尿異常などの不調があらわれます。

腎の働き 1
納気作用
呼吸運動の調整

大気（清気）は肺の呼吸で吸入されるが、深く吸入（納気）されるよう深度を調節するのが腎。深く吸入した大気は、精を作る材料ともなる。

腎の働き 2
主水作用
水液（津液）の調整を行う

からだに滋養を与えた後の水液は膀胱に集まり、腎の作用によって「有益な津液（清）」と、「不要な津液（濁）」に分けられる。清は再び肺へと戻され、体内を滋養する。

膀胱の働き
蓄尿と排尿を行う

腎の表裏として、対となるのは膀胱。腎の指令により、膀胱に水液を貯蔵し、これらを有益物（清）と不要物（濁）に分ける。

腎と膀胱の働き

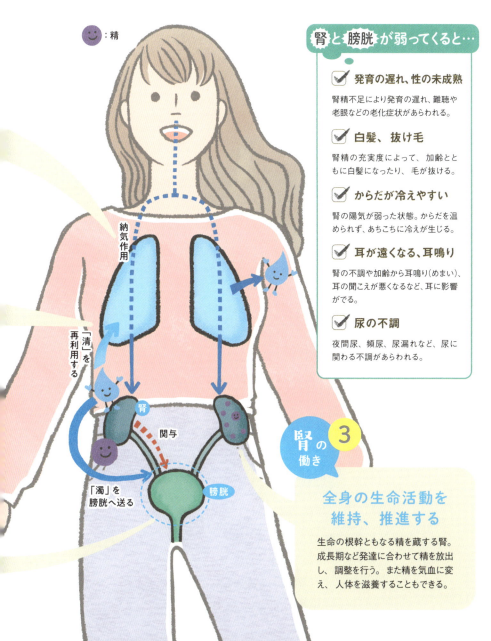

腎と膀胱が弱ってくると…

☑ **発育の遅れ、性の未成熟**
腎精不足により発育の遅れ、難聴や老眼などの老化症状があらわれる。

☑ **白髪、抜け毛**
腎精の充実度によって、加齢とともに白髪になったり、毛が抜ける。

☑ **からだが冷えやすい**
腎の陽気が弱った状態。からだを温められず、あちこちに冷えが生じる。

☑ **耳が遠くなる、耳鳴り**
腎の不調や加齢から耳鳴り(めまい)、耳の聞こえが悪くなるなど、耳に影響がでる。

☑ **尿の不調**
夜間尿、頻尿、尿漏れなど、尿に関わる不調があらわれる。

腎の働き ③

全身の生命活動を維持、推進する

生命の根幹ともなる精を蔵する腎。成長期など発達に合わせて精を放出し、調整を行う。また精を気血に変え、人体を滋養することもできる。

第2章 東洋医学の考える人体

奇恒の腑など

五臓六腑以外の器官

人体はここまで解説した五臓六腑以外にも、さまざまな器官から構築されていますが、どれも五臓と密接な関係にあると考えられています。

五臓でも六腑でもない「奇恒の腑」と、感覚器官「五官」の特徴

　奇恒の腑とは、風変わりなという意味をもつ「奇」と、常を意味する「恒」を名にもつ、まさに普通ではない腑のこと。形は腑に類似するものの、気を蔵するという点で、機能は臓と似ています。6つの腑をもちますが、胆以外は、表裏になる関係部位はなく、五臓がそれぞれ備えているこころ（→P.50）の機能もありません。
　臓腑以外にも人体には部位があり、それぞれ五臓と五行論（→P.30）に則って、密接な関係をもっています。たとえば、「肝」は胆と表裏の関係にあるほか、筋、感覚器（五官）である「目」、体液は「泪（涙）」、表面部は「爪」というようにつながりをもちます。このように五臓を中心にからだの末端まで関連し合うため、診断や治療では、局所のみでなく、全体を配慮することが重要とされます。

Pick Up！

五官とはなにか

五官とは現代でいう"五感"の機能をもつ5つの感覚器官のこと。東洋医学では顔上にある、目（視覚）、耳（聴覚）、鼻（嗅覚）、舌・口（味覚）の総称となります。それぞれ、五臓との関係が深く、不調が如実にあらわれるので、毎日チェックしてみましょう。

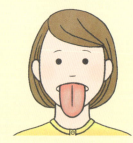

目　肝と関係が深い。経絡で肝、心、胃とも関係する。

耳　腎との関係が深い。腎精の不足により、難聴や耳鳴りなどが生じる。

鼻　肺と関係している。嗅覚や発声は肺の作用による。

口　脾との関係が深い。口唇は発音、味覚に関係している。

舌　心と関係。異常があると味覚の変化や舌のこわばりが生じる。

奇恒の腑の働き

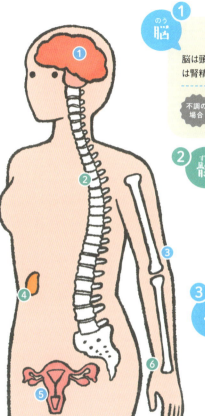

① 脳　髄を蓄える"髄の海"

脳は頭骨内部にあり、髄を蓄える"髄の海"。髄は腎精が変化したもので、腎が働きをつかさどる。

不調の場合　脳内の髄が不足すると、めまいや耳鳴り、四肢の倦怠感などが生じる。

② 髄　脳と骨を満たす物質

脳や骨の内部を満たすもの。髄は腎精が変化したもので、脳や骨を養うのが髄の役割と考えられている。

不調の場合　腎精不足から、骨粗しょう症、歯の不調があらわれる。

③ 骨　からだを支える柱

骨格として人体を支える柱となる。内部に髄を蓄え、頭蓋骨や肋骨のように内臓を守る役割も。

不調の場合　骨の内部の髄が不足すると骨粗しょう症などがあらわれる。

④ 胆　胆汁の貯蔵と排泄

胆汁は肝で生成されるが、胆で貯蔵される。飲食の具合によって小腸に分泌され、消化をサポートする。

不調の場合　口内が苦くなり、黄疸があらわれる。

⑤ 女子胞　女性の生殖器官

別名「胞宮」。月経や妊娠、出産などに関わる女性の生殖器官を指す。精血（肝血＋腎精）を蓄える。

不調の場合　月経不順や流産など、生殖に関わる不調があらわれる。

⑥ 脈　現代でいう血管

脈は現代の血管とほぼ同義で、経絡の一部でもある。心の拍動により、血が脈を流れる。

不調の場合　血が全身に巡らなくなり、脈拍の異常があらわれる。

第2章　東洋医学の考える人体

人体の機能 ①

生命力はどうやって作られる？

人間は生命力をどのように得ているのか。また、それらをどう利用し、不要物を排泄するのか。生命エネルギーと代謝についての動きを解説します。

飲食物から生成される"後天の気"と腎に貯蔵される"先天の気"

現代医学の考えるエネルギー生成のプロセスは、「食物が消化器官で消化吸収され、呼吸によって得られた酸素と結合し、別の分子に変化。この際にエネルギーが生じる」というもの。対する東洋医学には2種類の生命力があり、それぞれ別の生成プロセスをたどります。

ひとつは後天の気といい、現代医学と同様に、飲食物が脾胃で消化吸収され、肺の大気（清気）と結びついて生み出される生命力です。"万物は気からできている"と考える東洋医学では、空気や飲食物という気の塊からエネルギーを抽出できると考えたのです。もうひとつは人間が生まれたときに持っている先天の気。同じ食べ物や空気を摂取しているのに虚弱な人と健康な人がいますが、東洋医学ではその違いを先天の気の差と考えています。

先天の気は腎に精（腎精）という形で貯蔵されます。後天の気は日常的にエネルギーとして、必要に応じて消費されますが、その余剰分は腎に貯蔵され、先天の気の不足を補います。

Pick Up!

発育成長をうながす腎精

腎精の量は加齢によって変化（右記）し、成長期など必要時に腎精を放出することで、成長や生殖、生命維持などの活動が維持されます。たとえば女性では初潮や月経、妊娠、出産などがありますが、これらは腎精の作用によって行われ、腎精の量が減り、作用が低下すると閉経や老化現象が起こります。

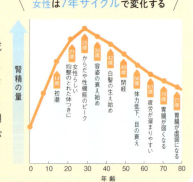

女性は7年サイクルで変化する

生命力の生成プロセス

生命力❶ 後天の気

飲食物から作られる気

後天とは「生後」の意味。生まれた後に日々獲得する生命力のこと。

❶ 飲食物が胃で消化される。脾の作用によって吸収され、栄養物（精微）ができる
❷ ❶で生まれた栄養物は肺に持ち上げられる
❸ 肺で大気（清気）と❷の栄養物とが結びついて「宗気」が作られる
❹ 肺の力で全身に気が分配され、活動のエネルギーとなる

生命力❷ 先天の気

両親からもらい受けた気

先天とは「生前」の意味。両親から譲り受けた生命力（精）のこと。

❶ 父母の精が交わって新たな生命力が誕生
❷ 先天の気（腎精）として腎に貯蔵される

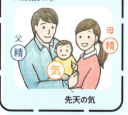

先天の気

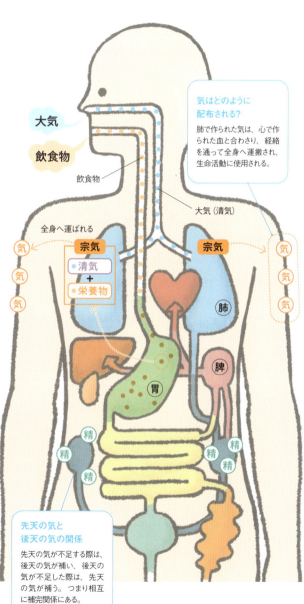

気はどのように配布される?
肺で作られた気は、心で作られた血と合わさり、経絡を通って全身へ運搬され、生命活動に使用される。

先天の気と後天の気の関係
先天の気が不足する際は、後天の気が補い、後天の気が不足する際は、先天の気が補う。つまり相互に補完関係にある。

第2章 東洋医学の考える人体

49

人体の機能 ②

こころのしくみは
どうなっている?

「こころは脳にある」とする西洋医学とは異なり、東洋医学では感情や意思などのこころは五臓に宿っていると考えられています。

- こころには、感情を意味する"情"と
- 本能や意思などを担う"性"がある

「悩み過ぎて胃が痛い」といった経験からもわかるように、こころの動きは肉体に影響を与えます。西洋医学では脳にあると考えられるこころですが、東洋医学では「こころは五臓に宿っている」と捉えられています。五臓とこころが同じ場所に存在することから、それぞれは分離独立したものではなく、相互に影響しあう"ひとつのもの"と考えています。こころの不調が臓腑の働きに影響するのはそのためです。

こころは感情を意味する「情」と、生まれつき持っている本能や意思などを指す「性」に二分されます。情には喜・思・憂・悲・怒・驚・恐とあり、七情（→ P.59）と呼ばれています。一方、性には意・志・魂・魄と、統括する神（神志）があります。これらは、人の内部から沸き起こる意識的なもの（意・志）、無意識的な本性（魂・魄）、それらを動かす根源的なもの（精・神）という3層に分けられます。

Pick Up !

こころの構造

こころの働きは3層に分けて考えられます。「意・志」は"考え創造し、それをやり通す心構え"といった、自分自身の心持ちを意味します。「魂・魄」は、"現状を知り、理解・判断する"という本能的・無意識的に働くこころのこと。「精・神」のうち、神はこころの統括を担い、それを物質的に保証するのが精の働きです。

性	五臓	こころの働き		情（七情）
意	脾	自覚・理性	自らの思い、創造する	思（考え過ぎ）
志	腎		意欲、決意、心構え	恐
魂	肝	本能・経験・本性	具体策の検討、状況への適応	驚・怒
魄	肺		状況を理解、判断、記憶	悲・憂
精	腎	生命の根源	肉体を形づくる生命力	恐
神	心		意・志・魂・魄を統合する	喜

感情が起こるプロセス

こころは以下のプロセスにて、活動すると考えられています。
① 感じる（魄）
② 考え判断する（魂）
③ 物事を創造（意）
④ 行動する（志）
⑤ 記憶する（魄）

これら「こころ」の活動によって気血が動き、五臓に気の偏りが生じた結果、「情」が発現します。

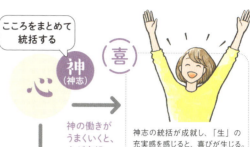

こころをまとめて統括する

心 神（神志）

神の働きがうまくいくと、心が良好

神志の統括が成就し、「生」の充実感を感じると、喜びが生じる。

神（神志）は気を派遣することで、魄・魂・意・志を統括

性の働き

外界の状況を理解・認識する	対応策を考え、検討する	創造的に考え、検討する	意欲をもって行動する
肺 魄	肝 魂	脾 意	腎 志

肺の気に偏重が生じると / 肝の気に偏重が生じると / 脾の気に偏重が生じると / 腎の気に偏重が生じると

情の働き

（悲）（憂） ／ （怒）（驚） ／ （思） ／ （恐）

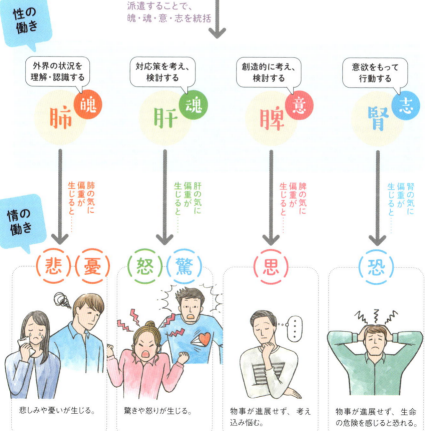

悲しみや憂いが生じる。 / 驚きや怒りが生じる。 / 物事が進展せず、考え込み悩む。 / 物事が進展せず、生命の危険を感じると恐れる。

Column

東洋医学的"脾胃"養生のススメ

東洋医学では、胃腸を含む消化機能全般を「脾胃」と呼びます。**脾と胃は飲食物を消化吸収することで、生命活動の源泉となる"気"を生成するため、「後天の本」ともいわれます。**もし、脾胃が機能不全に陥ると気血の生成力も低下し、からだ全体が弱ってしまいます。漢方薬の治療でも脾胃の不調に対応する処方は突出して多く、古くから脾胃の重要性が注目されていたといえます。

江戸時代中期の医師であった貝原益軒が記した『養生訓』には、「養生は脾胃、すなわち胃腸からとし、腹八分目、少食の効用からそれらを心がけるべきだ」と記載されています。

現代においても、腸が免疫機能を担うことは広く知られ、腸活の重要性が説かれています。東洋医学の知恵で、胃腸の養生を心がけ、日々の健康を目指しましょう。

脾胃の養生に効く"9つの掟"

1 腹八分目に
過食や偏食が過ぎると、消化不良となり、肥満やニキビ、痛風などになりやすくなります。「あと少し食べたい」ときにやめるのが目安。

2 決まった時間に食事をする
胃腸は「活発に動かす」「休ませる」ことを規則正しく行うと、強い腸が作れます。

3 深呼吸をする
呼吸には、胃腸を含め臓腑を調整する作用があります。深く空気を吸い込みましょう。

4 スパイスを適度に活用する
胡椒や山椒、ショウガなど、からだを温める作用をもつ香辛料は胃腸の働きを高めます。

5 甘いものを食べ過ぎない
適度な甘味は脾胃の働きを助けますが、多すぎる場合は逆に低下させます。

6 冷たいものを飲食しない
臓腑を冷やし過ぎると働きが低下します。夏でも氷を入れた冷水などは避けるように。

7 肉類や脂肪類は週2食程度
肉類は精を付けるために必要ですが、毎日では多すぎ。食べたいときに週2回程度を目安に。

8 少し疲れる程度の運動をする
筋肉が緊張することで血の巡りがよくなり、臓腑の作用が活発になります。ストレッチなど、筋肉をほぐす程度の運動を。

9 穏やかなこころをもとう
強い感情は臓腑を痛めます。イライラすると気血の巡りを阻害し、脾胃が消化不良の状態に。穏やかなこころで過ごすことが大切。

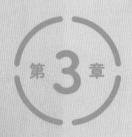

第3章

東洋医学の考える健康と病気

人間はなぜ病気になり、悪化したり、
治療によって回復したりするのでしょうか？
東洋医学が考える健康と病気のしくみを紐解きます。

病気になるしくみ ①

正気と邪とはなにか？

東洋医学では、からだの働きを妨げるものを「邪（邪気）」といいます。一方、からだを正常な状態に保つ抵抗力、生命力が「正気」です。

- 邪（邪気）とは不正常・不自然な状態のこと
- 正気は邪に対抗してからだを正常に保つ機能

人には本来、病気を防ぎ、からだを健康に保とうとする生命力や抵抗力が備わっています。この力のことを正気といいます。一方、人に病気をもたらすものを邪（邪気）といいます。「邪」とは、「不正常や不自然な状態」を指す言葉です。病気になるしくみは、この邪と、人の生命力・抵抗力である正気の比較で説明できます。具体的には、次の３つの場合のいずれかに当てはまると、病気になります。

❶ 邪が正気よりも強い。
❷ 邪は普通だが正気が弱い。
❸ 邪は弱いが、正気がさらに虚弱。

邪が強いか弱いかということは、人によって異なります。ある人にとって弱い邪でも、別の人がもつ正気が邪より弱ければ、病気になります。また、正気が強い人でも、それを上回る邪に襲われたときは、やはり病気になります。

Pick Up！

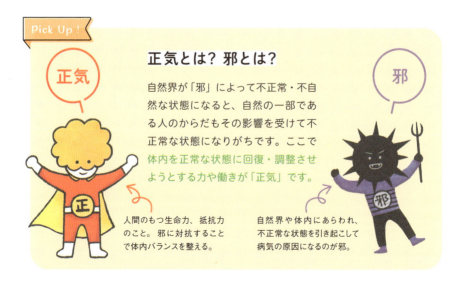

正気

邪

正気とは？ 邪とは？

自然界が「邪」によって不正常・不自然な状態になると、自然の一部である人のからだもその影響を受けて不正常な状態になりがちです。ここで体内を正常な状態に回復・調整させようとする力や働きが「正気」です。

人間のもつ生命力、抵抗力のこと。邪に対抗することで体内バランスを整える。

自然界や体内にあらわれ、不正常な状態を引き起こして病気の原因になるのが邪。

54

正気vs邪の戦い

1　邪が正気より強い場合

からだの機能を正常にする正気が充実していても、邪（暑さ、寒さ、湿気、乾燥など）が普段以上に異常な状態が続くと、邪が正気に勝り病気を引き起こす。

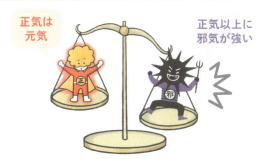

2　邪は普通だが正気が弱い場合

邪が普通の状態でも、過度な労働や人間関係におけるストレス、日常生活の乱れ（疲労や睡眠不足など）によって正気の状態が弱まることがある。この場合、相対的に邪が勝る。

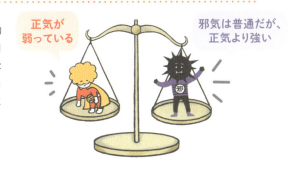

3　邪は弱いが、正気がさらに虚弱な場合

さらに正気の状態が低下すると、からだのエネルギーである気や、体内に栄養を運ぶ血の作用、臓腑の機能も低下する。結果、邪が普通の状態でも、相対的に正気が負ける。

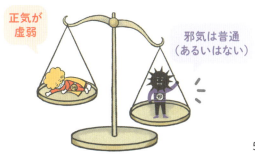

病気になるしくみ②

病気になる原因とは?

病気になるかならないかの境目は、正気と邪のバランスによります。邪が正気に勝ると、病気になります。

> 病気になるのは、
> 自然界と体内に生じた
> "3つの邪"との戦いのため

　病気を引き起こす邪には、体外に原因がある「外因」と、体内に原因がある「内因」があります。

　外因となるのは人体を取り巻く6つの自然現象（風・寒・暑・湿・熱（火）・燥）で、これらが「六淫」として人体に悪影響を及ぼすと外感病といわれる病気を生じます。

　内因には2つあり、体内に生じる変化（過度な感情や体質、生活習慣や既往症など）が邪となり、**内傷病**と呼ばれる病気を生じる場合と、体内で停滞した有害物（瘀血、痰飲、食積など）が気血の運行などを妨げ、正気不足を生じさせている場合があります。

COLUMN

「邪」とは必ずしも悪い意味ではない

邪の語源は「食い違い」「ねじれている状態」などで、必ずしも悪い意味で使われるわけではありません。悪気はないが自然にふるまう「無邪気」などはその一例です。

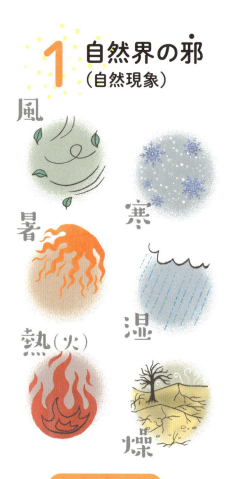

1 自然界の邪
（自然現象）

風／寒／暑／湿／熱（火）／燥

六淫（六邪）

体外の自然現象に過不足が生じると邪に変化し、六淫となる　→P.58

病気を引き起こす3つの"邪"

> 外からの影響（邪）により病に

2 自分の内部に生じた邪（変化）

> 内傷病などの原因に

感情
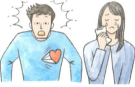
驚きや悲しみなど行き過ぎた感情も邪となる。 →P.59

体質
虚弱体質、栄養失調、肥満、痩せ過ぎなど

生活習慣
過度の労働、飲食不摂生、房事過多など

既往症
出産、手術、外傷など

3 気血の停滞による邪

瘀血（おけつ）
血の流れが滞り、からだのすみずみに栄養が行き届かなくなった状態。

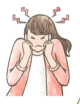

痰飲（たんいん）

水分の流れが滞り、肺、脾、腎、胃など、臓腑の機能が低下した状態。

食積（しょくしゃく）
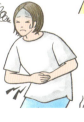
飲食物の流れが滞り、消化吸収が十分に行われなくなった状態。

> 体内に発生する有害物が邪となる

第3章 東洋医学の考える健康と病気

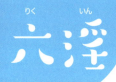

六淫(りくいん)

病気の原因となる6つの邪(じゃ)(六淫) それぞれが引き起こす症状とは?

外部(自然界)にあって、人の健康に害を及ぼす邪を「外因(がいいん)」といいます。外因となる邪は6種類あり、あわせて「六淫」と呼ばれています。六淫には以下のようなものがあります。

からだの外に原因があるものを"外因"というよ!

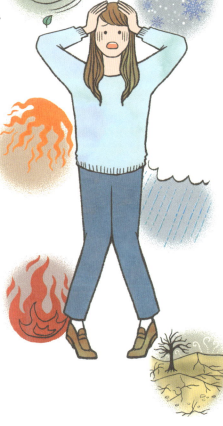

風邪(ふうじゃ)
春に多い自然現象。頭部や顔面など上半身に影響を及ぼし、かぜの原因に。

こんな症状が…
頭痛、発熱、悪寒、顔のむくみ、しびれなど

寒邪(かんじゃ)
冬に起こりやすい自然現象。人のからだを冷やし、活動を鈍らせる。

こんな症状が…
冷感、下痢、痙攣、気滞、疼痛など

暑邪(しょじゃ)
おもに夏に発生する。火邪と同様にからだを熱し、高熱やめまいなどの原因となる。

こんな症状が…
高熱、汗をたくさんかく、めまい、立ちくらみ、イライラなど

湿邪(しつじゃ)
梅雨の時期に多い自然現象で、おもに消化器(五臓の脾胃)に影響を及ぼす。

こんな症状が…
むくみ、下痢、めまい、夜間頻尿など

熱(火)邪(ねつ(か)じゃ)
熱邪ともいい、夏でも冬でも起こる現象。温病(うんびょう)(発熱など)の原因となる。

こんな症状が…
熱感、化膿、めまい、イライラなど

燥邪(そうじゃ)
秋に起こりやすい自然現象。からだを乾燥させ、皮膚や肺などに影響を与える。

こんな症状が…
口やのど、皮膚の乾燥、鼻づまりなど

七情(しちじょう)

7つの感情が行き過ぎると、五臓や気の流れに影響がある

東洋医学では、人間の感情や精神活動、すなわち「こころ」が五臓の働きに影響を与えるといわれています。そのため、怒り過ぎたり悲しみ過ぎたりするといった過度な感情が、病気の原因となることもあります。

> からだの内部に原因があるものを"内因"というよ！

喜(き)
喜び過ぎると、「心(しん)」に影響を与える。気がゆるむなど、精神活動に変化があらわれる。

こんな症状が… 気がゆるむ、興奮する、眠りが浅くなる

思(し)
思い過ぎると、「脾」に影響を与える。気の巡りの不調によって、胃腸に症状があらわれる。

こんな症状が… 食欲がない、胃が張る、吐き気など

怒(ど)
怒り過ぎると「肝(かん)」に影響を与える。気はからだの上方に上がるため、頭痛やめまいなどがあらわれる。

こんな症状が… 頭痛、めまい、顔色や目が赤くなる

憂(ゆう)・悲(ひ)
悲しみ、憂いが過ぎると、「肺(はい)」に影響を与える。気を消耗し、呼吸などの不調があらわれる。

こんな症状が… 声が出しにくい、やる気がない、憂うつなど

驚(きょう)・恐(きょう)
驚きや恐怖が大き過ぎると、「腎(じん)」に影響を与える。

こんな症状が… 大小便の失禁、精神不安、不眠、老化現象など

第3章 東洋医学の考える健康と病気

病気になるしくみ ③

病気のある場所ってどこ？

東洋医学では、病気が生じている場所のことを「病位（びょうい）」といいます。病位によって、症状の重さも変わっていきます。

病気の原因、場所、時期を知ることで病態を把握する

東洋医学では病気の症状や不調の部位など、詳細な状況を「証」（→P.78）といい、これを明らかにすることは治療において必要不可欠です。**なかでも病気がある場所のことを「病位」といい、病気の重症度を予測する意味でも重要な情報です。**

病位では、病気がからだの表面にあるか、内部にあるかということを勘案します。表面にある場合は「表証（ひょうしょう）」といい、内部にある場合は「裏証（りしょう）」といいます。表証では皮膚や関節、頭部、のどに症状があらわれ、裏証では五臓六腑などからだの内部に症状があらわれます。

病気は原則として、初めは表証で始まり、のちに裏証に移ります。さらに上の方にある臓器（肺）から真ん中の脾胃に移り、最後は下の臓器（肝・腎）に移ると考えられています。このように、病位を知ることは、病態の詳細を把握することにもつながります。

> Pick Up！
>
> ### 病気の進み方
>
> 病気はからだの表面から内部に移っていくと考えられています。表面というのは、体表部、関節、頭、咽頭部、鼻といった部位、内部とは五臓六腑などのことです。たとえばかぜのひき始めは皮膚の不調、関節痛、筋肉痛、頭痛、咽頭痛、鼻汁、悪寒などが起きますが、病気が進行すると肺や消化器にも影響を与えます。

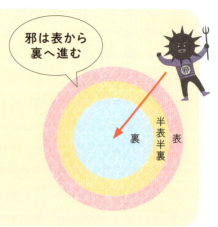

邪は表から裏へ進む

裏　半表半裏　表

60

病位は表、半表半裏、裏に分類される

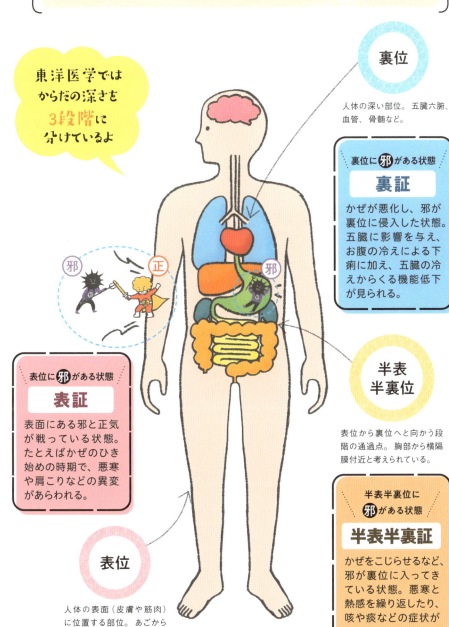

東洋医学ではからだの深さを3段階に分けているよ

裏位
人体の深い部位。五臓六腑、血管、骨髄など。

裏位に邪がある状態
裏証
かぜが悪化し、邪が裏位に侵入した状態。五臓に影響を与え、お腹の冷えによる下痢に加え、五臓の冷えからくる機能低下が見られる。

表位に邪がある状態
表証
表面にある邪と正気が戦っている状態。たとえばかぜのひき始めの時期で、悪寒や肩こりなどの異変があらわれる。

半表半裏位
表位から裏位へと向かう段階の通過点。胸部から横隔膜付近と考えられている。

半表半裏位に邪がある状態
半表半裏証
かぜをこじらせるなど、邪が裏位に入ってきている状態。悪寒と熱感を繰り返したり、咳や痰などの症状が出たりしている。

表位
人体の表面（皮膚や筋肉）に位置する部位。あごから頭、首筋、背、腰にかけて。

第3章 東洋医学の考える健康と病気

病気になるしくみ④

病気が悪化する流れ

病気は病状によって6つのステージに分かれていると考えられており、徐々に悪化していくプロセスを「六病位（ろくびょうい）」といい、分類しています。

病気が悪化するプロセス（健康期〜病の末期）

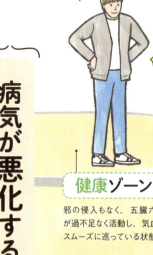

健康ゾーン
邪の侵入もなく、五臓六腑が過不足なく活動し、気血もスムーズに巡っている状態

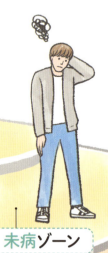

未病ゾーン
邪に侵入されつつあり、五臓六腑や気血の活動に不調が出始めた状態

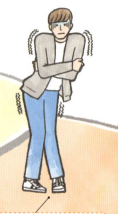

病気（軽症）ゾーン
発病の初期症状で、悪寒、発熱、頭痛などの症状があらわれ始める

病気の初期段階

太陽病
「太陽部」とは、表位（頭頂より背面）を指し、邪が皮膚や上部に停滞している状態。頭痛や悪寒、発熱などの症状がある。

悪化し始める

少陽病
発病後4日〜1週間ほど経過した状態。のどの渇きや食欲不振、吐き気、胸脇苦満、発熱などのほか、聴覚障害を引き起こすことも。

発病から1週間以上経過

陽明病
発病後1週間以上たって病気が表から裏に侵入し始めた状態。発熱や腹部膨満感、腹痛、便秘などの諸症状が起こる。

健康期から病気の末期へ
病気が進行する過程を、陰陽理論で把握する

東洋医学では、陰陽の理論を使って病気の進み具合を説明することもあります。これは細かくいうと、漢方と鍼灸では名称が違うということなどもあるのですが、共通した大まかな流れは以下のイラストの通りです。基本的には太陽→少陽→陽明→太陰→少陰→厥陰の順に、病気はからだの奥深くに入っていき、病状は悪化していきます。また、陽証（太陽、少陽、陽明）のときは病気に対する抵抗力がまだ強いですが、陰証（太陰、少陰、厥陰）になると病気に対する抵抗力が弱まり、死に至ることもあります。したがって病気のステージを正確に把握し適切な治療を行うことが重要になります。

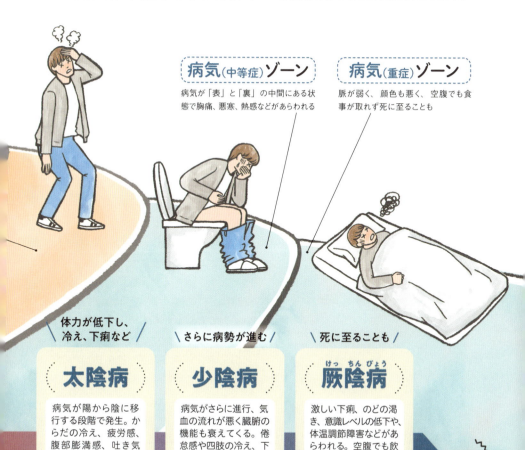

第3章 東洋医学の考える健康と病気

東洋医学の診察①

四診による診断

東洋医学の診察は望診・問診・切診・聞診という4つの診察法で行われます。この「四診」で得た情報を総合して、病気の姿を明らかにしていきます。

: 見る、聞く、触れる、嗅ぐ
: 四つの診察法で病気の本質に迫る！

東洋医学の診察は、「四診」という4つの診察法、すなわち望診・問診・切診・聞診を使って行われます。

まず、患者が診察室に入ってきたら、医師は「望診」で患者の態度、しぐさ、姿勢、顔色や皮膚、目の状態、からだのゆがみやバランスなど、全身の状態を観察します。目で確認するこの診察は、西洋医学でも視診という方法で行われていますが、東洋医学の場合は、より「詳しく見る」ところに特徴があります。舌を診る舌診も望診に入ります。東洋医学において舌診は必ず行わなければならない診察で、西洋医学より入念に舌の状態を観察します。

望診の次は「問診」を行います。「どこが、いつから、何が原因で、どのように悪くなったのか」、そして過去の病歴や生活習慣、職場環境なども詳しく聞いていきます。

次に、からだに触れて行う診察が「切診」で、西洋医学の触診にあたります。手首を触って脈を診る脈診、腹部を触診する腹診も切診です。腹診は特に慢性病の診察に有効で、日本では重要視されますが、中国ではほとんど行われていません。

「聞診」は、声・呼吸音・腹部の異常音など、からだから発する音を聞く診察です。また、呼気や体臭、排泄物などのにおいを嗅ぐのも聞診です。「聞」という漢字には嗅ぐという意味もあるのです。

四診を終えたら、集めた情報をもとに、病気の姿を明らかにしていきます。これを東洋医学では「証を立てる（→P.78）」といいます。

COLUMN

神ワザと言われる望診

四診のうち望診は「神技」、問診は「工技」、切診は「巧技」、聞診は「聖技」と呼ぶこともあります。このうち最も高い技術を必要とするのが望診で、それゆえに神の技という呼び名が付いたようです。

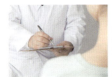

望診では首の向きや姿勢、話し方、服装など、いろいろな部分が見られています

四診(望・問・切・聞)の特徴

望診（ぼうしん）
「望」は見えないものを見ようとすること。患者の体形や動作、顔色、舌の色・状態などのほか、分泌物や排泄物の変化を見ることもある。

顔診
➡P.74

舌診
➡P.76

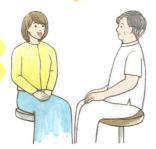

問診（もんしん）
痛みや熱などの自覚症状、既往歴（過去にかかった病気の経験）、生活習慣や家族歴などについて質問し、患者の情報を集める診察法。

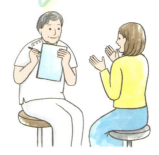

切診（せっしん）
「切」は触れるという意味。お腹に触れて筋肉の緊張度などを診る「腹診」や、脈に触れて脈の状態を診る「脈診」などがある。

脈診
➡P.70

腹診
➡P.72

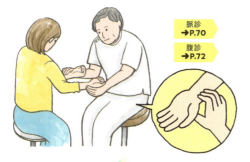

聞診（ぶんしん）
声や呼吸、咳など患者のからだから発する音を聞く。「聞」には「嗅ぐ」という意味もあり、排泄物などのにおいを嗅ぐこともある。

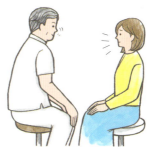

東洋医学の診察②

問診 ～"自覚症状"を聞く～

西洋医学のように検査を行わない東洋医学において、患者の体調のあらゆる情報を集める問診は、非常に重要な診察のプロセスです。

- からだの状態だけでなく
- 仕事や家族、日常生活など
- 病気に関係なさそうなことも聞く

　問診とは、体調に関するあらゆる情報を患者から聞き出す診察法です。たとえば、**便通、尿、食欲、睡眠、月経、発汗の状況などを細かく尋ねます**。さらに、「どこが、いつから、何が原因で、どのように悪くなったのか」という病気の経過や、過去の病歴（既往歴）・家族の病歴、仕事内容と職場環境、精神的ストレス、普段の生活習慣なども聞いていきます。また、漢方薬を飲んでいる（いた）か、という情報も重要です。西洋医学のように検査を行わない東洋医学において、問診による情報収集は、非常に重要な診察のプロセスといえます。

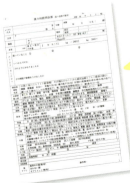

問診表には病状だけでなく、生活習慣まで詳しく書き出す

Q 寒熱症状は？

もっと詳しく →P.68

悪寒の有無、発熱の具合を聞く。悪寒は寒邪に伴うものなど、程度によって邪の種類を推測できる。また、患者に熱感の自覚があれば熱証、寒気があれば寒証と捉える。

Q 汗は？

汗の有無、汗をかくとしたらその時期や量、質などを聞く。自汗や多汗など、病的な汗は気の機能低下（気虚）や津液不足（陰虚）、体内外で発生した邪の影響が考えられる。

●自汗・盗汗

安静時にも発汗し、動くと大量に汗をかくような状態。盗汗は寝ているときにかく、いわゆる寝汗のこと。

寒熱と発汗は発熱性疾患の場合、重要な項目。しっかり確認！

●多汗

大量の発汗。体内の熱が強く、体外に津液が漏れ出した病態。高熱や口の渇きを伴う。

気血の不足や停滞を疑う。熱を伴う場合は外邪の影響も確認するよ。

東洋医学の独特な問診

Q 痛みは？

痛みの場所のほか、痛み方などを聞く。痛みは「気血の停滞」が原因と考えられているが、外邪（寒邪や暑邪、湿邪）、内邪（瘀血や食積）などから生じる実証の痛みと、気虚、血虚による虚証の痛みがある（右記）。

痛みの状態	病態
●脹ったような痛み ●痛みが移動する	気滞
●針で刺されるようなチクチクした痛み ●ひとつの箇所がズキズキ痛む	瘀血
●食後の腹痛や下痢、もたれ感	食積
●寒さで悪化する痛み（温めれば軽快）	寒証
●梅雨や雨天時などの湿気による痛み	痰飲、湿証
●持続的にシクシク痛む	気虚、血虚、腎の不調
●ピクピクと痙攣を伴うような痛み	血虚、肝の不調

●…実証 ●…虚証

実証の痛みは激しく、かぜの急性期などに多い。虚証の痛みはいわゆる慢性痛が多い。

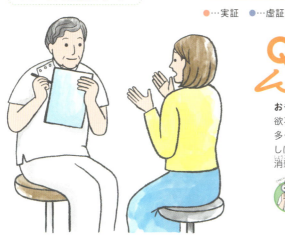

Q 食欲は？

おもに脾胃の状態を確認する。食欲不振は脾胃気虚（虚証）や実証に多く見られる。食欲が旺盛でも食後しばらくすると空腹感が起きるのは消穀善飢といい、胃熱の症状。

空腹感はあるが食欲がないときは、虚熱（胃陰不足）虚熱を疑うよ。

Q 便は？

排便は毎日あるか、便秘や下痢はストレスであらわれたり、悪化したりするかを聞く。下痢と便秘を繰り返すか、残便感があるかなど、**便の状態も確認する**。

大腸、脾、胃、小腸などの臓腑や、水分の状態を確認するよ。

Q 口の渇きは？

のどが渇く（口渇）のか、口が渇く（口燥、口乾）のか、水分や飲食物は冷たいものと温かいものどちらを好むかを問う。

口渇は陽気過剰で熱がある状態。口燥は津液不足を意味し、陰虚（血虚が悪化した状態）を疑うよ。

東洋医学の診察③

問診 〜"寒熱、虚実"を聞く〜

証を立てるために必要不可欠なのは、「寒証か、熱証か」の見極めと、病気が「虚証か、実証か」を明らかにすることです。

- 暑がりか寒がりか、入浴で改善するか
- 寒熱が同時に起こるか単独か…などを聞く

医師が寒熱を聞く場合は、冷え性か暑がりか、冷汗やほてりはあるか、入浴すると体調はよくなるかなどの体質のほか、熱が出る病気の場合は悪寒や熱感はあるかといった自覚的に感じる症状を確認します。たとえば、悪寒や熱感が同時に起きて悪寒のほうが強いときは外感病の初期と判断するといったように病気の進行具合や邪の性質、正気の状態を見極めるのに役立ちます。

寒症状には悪寒（悪風）と冷感の2つがあります。悪寒は「寒気」のことで、寒邪が体表に取り付いた状態です。一方、冷感はからだの冷たさのことで温めれば解消するもの。病気を見る際、これらの違いの確認は重要です。

寒証と熱証の区別

寒 熱の生産が少ないため体温が低く、寒がり

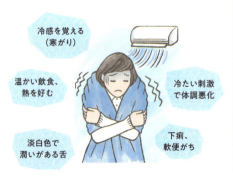

- 冷感を覚える（寒がり）
- 温かい飲食、熱を好む
- 冷たい刺激で体調悪化
- 淡白色で潤いがある舌
- 下痢、軟便がち

熱 熱の生産が多いため体温が高く、暑がり

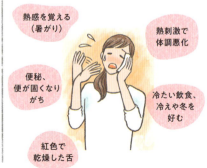

- 熱感を覚える（暑がり）
- 熱刺激で体調悪化
- 便秘、便が固くなりがち
- 冷たい飲食、冷えや冬を好む
- 紅色で乾燥した舌

虚証か実証かがわかれば、現在の体調不良の原因が見えてくる

「虚証」とは正気の不足により、抵抗力が低下してうまく働かなくなった状態と考えられています。

一方、「実証」とは邪によってからだの機能が妨げられた状態のこと。つまり、正常に働く力があっても邪によって働けなくなっている状態です。

医師は病態を把握するために、「邪が強い状態（実証）なのか？」、「正気不足の状態（虚証）なのか？」という点を、問診を通して明らかにしていきます。実証は、邪と戦っている状態なので激しい症状が出やすい傾向にあります。たとえば、感冒（かぜ）などの急性病や、外からの邪を受けやすい皮膚や関節の病気、六腑の病気がみられます。虚証は激しい症状は少ないのが特徴です。具体的には慢性病や、エネルギーを蓄える五臓の病気があらわれやすくなります。

それぞれの治療法は、実証のときは邪を取り除く「祛邪法（きょじゃ）」、虚証の場合は正気を補う「扶正法（ふせい）」を行うことが原則です（→P.80）。

なお、「証」は血液型のように一生変わらないわけではありません。虚証・実証は年齢や環境・季節の違いによっても変化するので、実証の人が虚証になることも、虚証の人が実証になることもあり得ます。

虚証と実証の区別

虚 正気が不足し、不健康になった状態

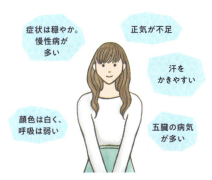

- 症状は穏やか。慢性病が多い
- 正気が不足
- 汗をかきやすい
- 顔色は白く、呼吸は弱い
- 五臓の病気が多い

実 邪が体内で充満し、不健康になった状態

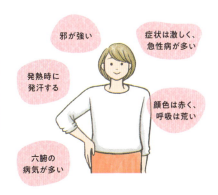

- 邪が強い
- 症状は激しく、急性病が多い
- 発熱時に発汗する
- 顔色は赤く、呼吸は荒い
- 六腑の病気が多い

東洋医学の診察④

切診 〜診断の代名詞、脈診〜

脈に触れて患者の全身の病状を把握し、証の重要な指標を判断します。前腕の動脈部分（左右3部位、合計6部位）に指先で触れて行います。

> 脈の速さ、強く触れる位置、勢い、形状など。
> 時間をかけてじっくりと慎重に読み取る

脈診は、文字どおり脈に触れて患者の状態を把握する診察法です。脈を見るときは、脈の速さ、強く触れる位置（深いか浅いか）、脈の勢い、形状（波動の振幅やなめらかさ）などを慎重に読み取ります。西洋医学のように血液の状態だけではなく、からだ全体の病状を把握していきます。病気の姿（証）の重要な指標である表裏・寒熱・虚実は、脈診によっても判断されます（右ページ参照）。

脈診にはさまざまな方法がありますが、最も一般的かつ重要なのは寸口の脈診法です。「寸・関・尺」という脈上の3つの部分に指先で触れて脈の状態を診ます。左右の3部位、合計6カ所診察するので、これを六部定位といいます。

Pick Up！

六部定位診による脈診の方法

STEP 1

左手　　　右手

心　寸　　寸　肺
肝・胆　関　関　脾・胃
腎　尺　　尺　腎

「六部定位」の六部はそれぞれ臓腑に対応。また、「寸・関・尺」のそれぞれについて浮脈・中脈・沈脈を診るため、これを「三部九候」という。

STEP 2

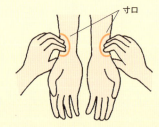

寸口

手のひらをアーチ状にして指先をそろえ、指の尖端に近い指腹部で脈を取る。使う指は、寸が第二指（人差し指）、関が第三指（中指）、尺が第四指（薬指）。

代表的な8つの脈象

脈診では①深さ(触れた指先を徐々に圧迫し、どこで強い脈を感じるかを診る)、②速さ(医師が自分の脈拍を基準に速さを測る)、③勢い(脈の強弱を診る)の三点をチェックします。

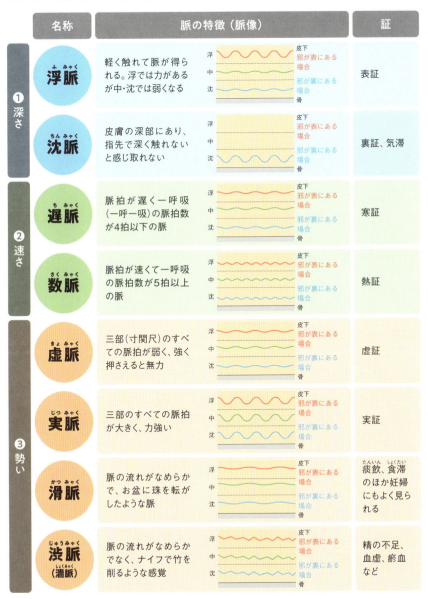

東洋医学の診察⑤

切診 〜日本独特の診断、腹診〜

腹診は日本独特の切診の方法で、現在の中国では行われていません。診察の際には腹部を六つに区分し、対応する五臓の状態を見ます。

> 腹部を押したり、軽く叩いたりすることで
> その反応から病気の状態を判断する

腹診は、江戸時代に日本で発達した切診の方法で、特に日本漢方では重要視されています（現在の中国ではほとんど行われていません）。

腹診を行うときは、腹部を軽く押しながら皮膚の温度や湿り具合、張りや弾力、緊張状態などを診ます。加えて、押したときにどのように痛むか、腹部を軽く叩いたときにどんな音がするかなども観察します。

腹診は、腹部をいくつかの部位に分けて診ていくのが一般的です。みぞおち部分は心下、下腹部は小腹、小腹の左右は少腹、そのほか胸脇、脇下、臍上、臍下などに分けられます。各部位が五臓に対応しており、腹診の反応でどの臓腑の機能にどのような影響が出ているのかを判断します。

Pick Up！

腹部のセルフチェックをしてみよう

腹部の触診は自分でもできるので、日々チェックしてみよう！

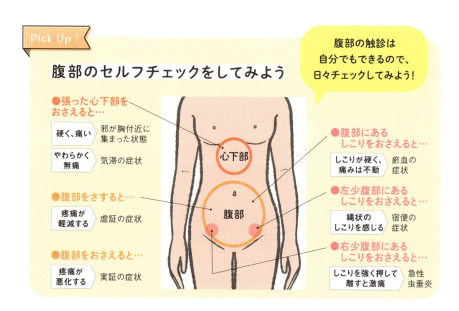

●張った心下部をおさえると…
- 硬く、痛い → 邪が胸付近に集まった状態
- やわらかく無痛 → 気滞の症状

●腹部をさすると…
- 疼痛が軽減する → 虚証の症状

●腹部をおさえると…
- 疼痛が悪化する → 実証の症状

●腹部にあるしこりをおさえると…
- しこりが硬く、痛みは不動 → 瘀血の症状

●左少腹部にあるしこりをおさえると…
- 縄状のしこりを感じる → 宿便の症状

●右少腹部にあるしこりをおさえると…
- しこりを強く押して離すと激痛 → 急性虫垂炎

よくあらわれる腹部の症状

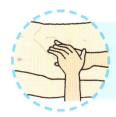

腹診は仰向けに寝てもらい、腹部を軽く押しながら、弾力や硬さ、痛みなどを診断していく

※ ▓▓ 部分：不調が認められる部位

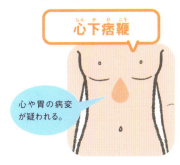

心下痞鞕（しんかひこう）

心や胃の病変が疑われる。

心下部の自覚的なつかえを心下痞、他覚的に硬く抵抗感があるものを心下鞕という。

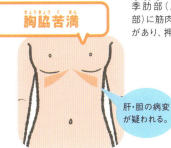

胸脇苦満（きょうきょうくまん）

季肋部（肋骨の下部）に筋肉の緊張感があり、押すと痛い。

肝・胆の病変が疑われる。

小腹不仁（しょうふくふじん）

腎の病変が疑われる。

下腹部に力がなく、ふわふわして押すと凹みやすい。小腹＝臍下（へその下）のこと。

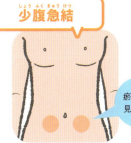

少腹急結（しょうふくきゅうけつ）

瘀血でよく見られる。

左か右の下腹部に抵抗感がある。

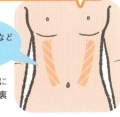

心下拘攣（しんかこうれん）

肝経の病変などに見られる。

おもに腹直筋が異常につっぱることで、腹裏がひきつる症状。

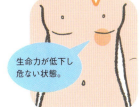

虚里の動（こりのどう）

生命力が低下し危ない状態。

虚里とは左乳下に分布する絡脈。「動」とは動悸や心尖拍動で、服の上からも拍動がわかる状態。

第3章 東洋医学の考える健康と病気

73

東洋医学の診察⑥

望診 ～顔診でセルフチェック～

望診では外面的な部分だけでなく、内面(=神)の状態も見ます。
顔診では、顔にあらわれた変化などでセルフチェックすることも可能です。

**生命力や病気への抵抗力は眼光にあらわれる！
顔面にはチェックポイントが多数ある**

望診は患者の顔色や皮膚、筋肉の状態、目や舌の様子、姿勢や歩き方などを細かく目で見て観察する診察方法です。**望診で重要なのは、外面だけでなく、「神」の状態も見ることで、これを望神といいます。**
「神」とは生命活動の根源的な力のことで、特に目(眼光)にあらわれるといいます。眼光が生き生きとし、皮膚の色艶がよい場合は、気血が充実し、病気が軽度か回復に向かっている状態です。逆のケースは治療も長引き、場合によっては治らない可能性も高くなります。

望診のうち顔面を診ることを顔診といい、右ページのような部分をチェックします。さらに顔面上に五臓の位置を配し、それらの部位にあらわれた色の変化などにより、各臓腑・器官に病変があるかどうかを診察します。

Pick Up !

望診で最も大切な"望神"

望診で最も重要なことは、**患者の生命力(=神)の強弱を観察すること。**すなわち、元気か弱っているか、重症か、悪化しているかなどを見ること。生命力が強くあらわれるのは眼力とされますが、それ以外にも話し方や肌艶、動作などでも判断されます。顔診をしながら、自分でもチェックしてみましょう。

生命力の状態	特徴
得神 (とくしん)	生命力が盛んで失われていない状態。目に力があり、言語も力強く、肌艶がある。
少神 (しょうしん)	生命力が減っていて、虚証の状態。目に力がなく、呼吸が弱く、動作も緩慢。
失神 (しっしん)	生命力がなくなりつつある状態。意識が消失した状態で、重篤な病態。
仮神 (かしん)	一時的に生命力が蘇ったように見える状態。死期が間近であることも多い。

顔診のチェックポイント

☑ 頭髪は？
髪は黒く艶があり均等に分布しているのがよい。髪の変色は気血不足の可能性あり。

☑ 表情は？
生き生きとして目に輝きがあるのがよい。また、過度な喜怒哀楽の表情は五臓の機能の不調が疑われる。

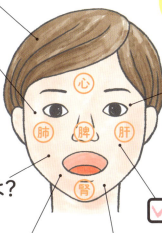

生命力の状態は顔や皮膚などに色濃くあらわれる

☑ 眼光は？
眼光は神（生命力・抵抗力）が最もあらわれやすく、眼光の状態で患者（もしくは自分）の病状が把握できる。

☑ 吹き出物は？
気の流れや五臓の異常、肌の栄養不良などで、吹き出物などの変化が生じることがある。

☑ 顔の部位は？
顔を5つに区分し、その部分の色などから、対応する五臓の調子を推察する。

☑ 皮膚は？
皮膚の色が「五色（→P.31）」のいずれかの色に偏っていないかを見る。たとえば黄は脾の不調、赤は熱っぽさを示す。

☑ 顔色は？
顔色は生命力が反映されていると考えられている。

白色

気血の働きが低下しているサイン。虚証、陽気不足による寒証の疑い。

赤色
熱邪の影響があるサイン。陰虚（津液不足）などの疑いもある。

黄色

脾の働きが低下しているサイン。脾虚、湿証などの疑い。

青（青紫）色
冷えで気血の運行が不調なときのサイン。瘀血、気虚などの疑い。

黒色
慢性病、重篤な病気のサイン。瘀血などの疑い。

東洋医学の診察⑦

望診 〜舌診でセルフチェック〜

舌の状態は東洋医学でも重要なチェックポイントのひとつです。
舌全体は全身、特に心と脾の機能を反映しています。

舌に異常が見られる場合、心と脾胃の不調が多い

舌診は舌の舌質（舌体）と舌苔の状態や色から、病状を診断する方法です。舌には種々の経絡が通っており、全身の不調が反映される部位となっており、特に心と脾胃の機能が強く反映されるとされています。

舌の各部位には、臓腑の不調が反映され、**舌先（舌尖）は心・肺、舌中は脾胃、舌根は腎、舌辺（左右）は肝・胆というように対応**しています。たとえば、かぜの初期は舌尖のみが紅色になるといった症状があらわれます。

☑ 舌の色は？

紅色舌
→ 熱証

赤や黄色の舌は熱症状を示している。濃い赤色の場合は、からだが実熱や陰虚（血虚が悪化した病態）にあることを示す。

紫舌
→ 気血の運行不調

紫色、青色気味の舌色で、気血の巡りが悪いとあらわれる。ほか瘀血、熱証、寒証などの状態を示す。

淡白舌
→ 虚証や寒証

正常な舌色は淡紅色だが、それよりも淡白な舌色の場合。気虚、血虚、寒証などの状態を示す。

絳色舌
→ 熱証

絳舌とは暗めで深い紅の舌色のこと。熱邪が内部に深く侵入し、重度の熱証を示す。

舌下静脈がどす黒い
→ 瘀血

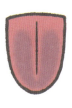

舌下静脈がどす黒く、怒張している場合は、瘀血の症状であり、舌下静脈瘤などの病状が疑われる。

76

正常な舌
- 舌質 色は淡い赤〜ピンク色。ほどほどに潤っている状態。
- 舌苔 白い舌苔がうっすら付いてる。
- 舌辺 スムーズで凹凸がない。

毎日チェックしてみよう！

第3章 東洋医学の考える健康と病気

☑ 舌の形は？

痩舌（そうぜつ）
→ 栄養の低下や気虚

舌質が痩せて、薄く小さくなっている状態。津液（水分）不足、滋養不足（血虚、陰虚）、気血両虚などの状態を示す。

歯痕舌（しこんぜつ）
→ 水分代謝の不調

肥大舌が歯で圧迫されて、舌辺に凸凹がある。水分代謝の不良による水湿（津液の停滞）、気虚などの状態を示す。

肥大舌（ひだいぜつ）
→ 水湿代謝の不調

舌質が厚く肥大しており、水分代謝がうまく行われていない状態。気虚などでもみられる。胖大舌（はんだいぜつ）ともいう。

裂紋舌（れつもんぜつ）
→ 滋養不足、津液不足

舌質の表面に亀裂がある状態。津液（水分）不足、滋養不足（陰虚、血虚）などの状態を示す。

 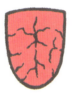

☑ 舌苔の状態は？

膩苔（じたい）
→ 痰飲、食積、湿熱

苔がねっとりと舌に貼り付いて剥がれにくい状態。痰飲（粘度の高い水分がからだに溜まること）や食積などを示す。

黄膩苔（こうじたい）
→ 熱証、湿熱、食積

苔がねっとりと舌に貼り付いて剥がれにくく、さらに熱の状態で黄色くなっているもの。感染症の可能性もある。

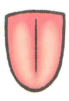

地図状舌（ちずじょうぜつ）
→ 気血両虚、津液不足

舌苔が部分的に剥落し、地図のような模様を描いている状態。胃陰虚（胃の粘膜不足）、血虚や気虚などであらわれる症状。

 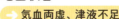

滑苔（かったい）
→ 湿が過剰、寒湿証など

舌苔に過剰な唾液が停滞している状態。脾胃の不調による湿など消化器系の症状に多く見られる。

病気を診断する①

証を立てる

証とは「病気の実体」のこと。東洋医学の考え方を用いて、はっきり見えない病気の姿を明らかにするために、「六綱分類」という方法があります。

- 治療には治療原則である「証」を立てる
- まず病因、病位、病態を確認する

東洋医学では、診察時の病気の姿を証といいます。証を立てる場合は、まず「病因（病気になった原因）」を考えます。次に「病位（病気がどこにあるか）」を見ます。具体的には病気が、「表証（からだの表面にある）」か、「裏証（裏にあるか）」ということです。表証では皮膚や関節、頭やのどなどに症状があり、裏証では五臓六腑をはじめとする体内に症状があります。

次に、「病態（病気によってからだがどうなっているか？）」を二つの側面から見ます。一つは基本的な「実証」か「虚証」かですが、それだけでは複雑な病態のすべてを説明することはできないため、体内の変化である「寒・熱」や六淫（→P.58）などを見ていきます。

証の立て方

四診による診察

望診（ぼうしん）
患者の態度や表情など、全身から発せられる状態を観察する診断法。

問診（もんしん）
患者の自覚症状を聞き取り、おもな不調などを診断する方法。

切診（せっしん）
触れて診断する方法。脈診、腹診、皮膚に触れる方法。

聞診（ぶんしん）
咳や発声を聞く、あるいは体臭などのにおいを嗅ぐ診断法。

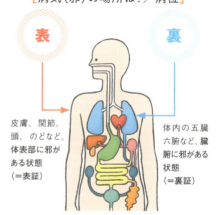

［病気（邪）の場所は？／病位］

表：皮膚、関節、頭、のどなど、体表部に邪がある状態（＝表証）

裏：体内の五臓六腑など、臓腑に邪がある状態（＝裏証）

表・裏、寒・熱、虚・実の各証を診る
「六綱分類」が病態把握の基本となる

もうひとつ、治療の重要なカギとなるのが「病期（病気の時期）」です。病気は原則として、初めは表証で、のちに裏証に移っていきます。さらに、上にある臓器（肺）から真ん中の臓器（脾胃）へと移り、最後は下の臓器（肝・腎）に移ると考えられています。つまり、病位を知ることで病期の推測もできるのです。このように、「表・裏」、「寒・熱」、「虚・実」の各証は病気の姿を知るうえで重要な考え方です。これらを「六綱分類」（6つの重要な分類）といい、病態把握の基本としています。

これらの要素を用いて証を立て、治療方針を決めていきますが、証を立てる際には四診（→P.64）を行い、そこで得た情報を分析します。しかし、四診で聞いたり見たりした項目だけでは治療方針は立てられません。そこで、「表・裏」「寒・熱」「虚・実」の考え方が生きてきます。

たとえば、熱があれば熱証、下痢は寒証、汗が出れば実証、疲労感があれば虚証、というように、診察で見聞きした材料に理論の裏付けを加えて判断していきます。しかし実際は、便秘の症状ひとつとってもさまざまな状態があり、個人差もあります。そこで、実際の現場で患者の症状を細かく見聞きして、最終的に適切な証を立てていくのです。

第3章 東洋医学の考える健康と病気

全身の状態を診る

[寒熱の状態は？]

寒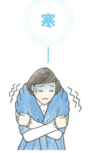
寒がりで冷え性になりやすい体質（＝寒証）。熱に強い

熱
暑がりでのぼせやすい体質（＝熱証）。寒さに強い

[虚実の状態は？]

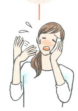

虚
不足している状態（＝虚証）。正気や気血の不足が見られる

実
過剰な状態（＝実証）。邪が強く、気血が停滞している

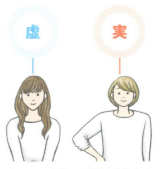

治療法を決める

漢方治療 →P.84
鍼灸 →P.136

病気を診断する②

治療方針を決める

東洋医学の治療の基本原則は、邪を弱め、正気を回復させることです。あわせて、患者の状態や環境に応じた柔軟な治療を行うことが特徴です。

> 東洋医学の治療法は、原則に基づき
> かつ患者の状況に応じて柔軟に対処する

東洋医学の治療の原則に、「扶正祛邪（邪を弱めて正気を回復させること）」があります。邪を弱める方法を祛邪法（または瀉法）といい、正気を強める方法を扶正法（または補法）といいます。

治療するための基本方針にはもうひとつ、標本理論があります。病気の結果としてあらわれる症状、つまり"見かけ"を標といい、病気の本質、つまり病気の"根本"を本といいます。この標と本を明らかにして、常に病気の本質を見極めながら治療する考え方を「治病求本」といいます。

これらの治療理論に加え、患者を取り巻く種々の状況や要因を考慮しながら適切な治療を行うことを制宜といいます。患者一人ひとりの体質や環境、時期などを考慮するため、同じ病気でも違う治療や漢方薬の処方をすることが珍しくありません。これを「同病異治」といい、逆に、違う病気でも同じ治療を行うことを「異病同治」といいます。こうした柔軟性も、東洋医学治療の特徴といえるでしょう。

Pick Up!

人や環境によって治療を変える（＝制宜）

人間や病邪は、周囲の環境にさまざまな影響を受けています。東洋医学では、「常を知り、変に通ず」といい、年齢や体質といった個体差、気候、環境などの変化も、治療方針に対して重要な観点となっています。

人への配慮（＝因人制宜）
- 「体質」（虚弱体質など）を配慮
- 「年齢」（老人や小児など）を配慮
- 「女性特有の変化」（月経や更年期など）を配慮
- 「既往歴」（手術歴があると瘀血が多いなど）を配慮

環境への配慮（＝因地制宜）
- 「住む土地」（寒冷地または温暖地）を配慮
- 「住居空間」（湿気や乾燥など）を配慮
- 「職場環境」（立ち仕事、対人関係など）を配慮

時間への配慮（＝因時制宜）
- 「季節特有の病気」（熱中症、冷房病など）を配慮

治療法の原則（治則）

原則 1 扶正祛邪

正気を補強し、邪を排除することで、その人が本来持つ自然治癒力もしくは抵抗力を身につける治療方法。

扶正法
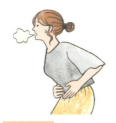
正気を扶助し、虚証（気虚、血虚、陰虚、陽虚など）の人に対し、気血や水分、陽気を補う治療法。

祛邪法
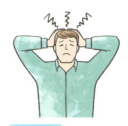
病気の原因となる邪（たとえば六淫や七情、溜まった有害物質など）を体外から排除する治療法。

原則 2 治病求本

表面的な症状を除く（標治）だけでなく、その病気の真の原因や本質を見極めて治療（本治）するという治療方針。

本治
根本的な病。体内（裏位）の治療を行うこと。

標治
見かけ的なもの、新しい病、体表面（表位）の治療を行うこと。

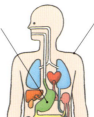

対応法
生命力、抵抗力（正気）を強める治療を行う。
例／空咳の場合、「肺」の治療をする。

対応法
からだに取り付いた邪を排除する治療を行う。
例／空咳の場合、「咳」の治療をする。

原則 3 異病同治と同病異治

同じ病気でも治療は異なる（同病異治）。また、異なる病気でも同じ治療が行われる（異病同治）という原則。

異病同治
症状が同じ（上半身の熱）ならば、「ニキビ」と「かぜ」という異なる病気でも同じ薬で治すことができる。

同病異治
同じ「腹痛」であっても病態によって異なる治療法を選ぶ。

対応法
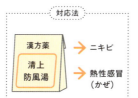
漢方薬 清上防風湯 → ニキビ
→ 熱性感冒（かぜ）

対応法
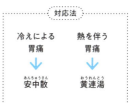
冷えによる胃痛 → 安中散
熱を伴う胃痛 → 黄連湯

第3章 東洋医学の考える健康と病気

Column

未病ってなに?

　「未病」という言葉は、約2000年前の中国の医学書『黄帝内経』に見られます。このなかで、「名医は病気になってからではなく、病気になる前から治療を始めるべきだ」と書かれています。**この考え方が後世に引き継がれ、未病は「予防医学の原点」となっています。**

　では、未病とはなんでしょうか？実は未病状態を見極めるのは難しく、外から見てわかるような明確なボーダーラインはありません。ヒントになるのは自覚症状。何となくからだがだるい、疲れやすい、からだが冷えるとか、頭痛や肩こり、めまい、不眠といった自覚症状があるなら、すでに未病といえるでしょう。また、旬のない食生活、昼夜逆転の暮らしなど、自然のリズムに逆らっているような人も病気の予備軍です。不調の自覚がない場合もありますが、未病と気付いたら早めのケアが悪化させないコツです。

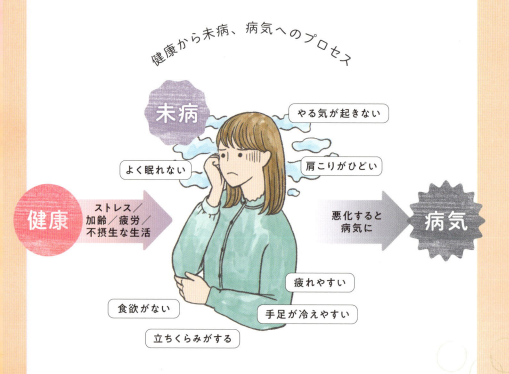

健康から未病、病気へのプロセス

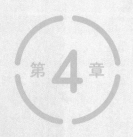

漢方治療

漢方薬を使った治療はなぜ効くのでしょうか？
"効く"メカニズムから、家庭で準備したい漢方薬、
副作用の知識まで、幅広く解説します。

漢方治療の基本①

漢方治療とは?

漢方治療は本来、漢方薬による治療だけでなく鍼灸治療なども含みますが、本章では漢方薬を使った治療のこととして解説します。

漢方薬とは、漢方の考え方にしたがい2種類以上の生薬を組み合わせた薬

西洋医学で使用する薬は、ほとんどは化学的に合成された化学物質で、症状や病気に対して、1種類の薬が処方されます。一方、東洋医学では1種類の生薬（→P.86）のみを使用することはまずなく、病気の状態（証）に合わせて、2種類以上の生薬を組み合わせます。生薬の効果を高め、副作用を減らすように配合したものを漢方薬（漢方方剤）といいます。ひとくちに漢方薬といっても、さまざまなニーズによって、多様な形状の薬剤がそろっています。

Pick Up!

漢方薬の種類

漢方薬には多くの種類がありますが、日本で承認されたものは294処方（一般用漢方製剤）です。そのうち、医療保険の適用がある漢方薬は148種類（エキス剤147種＋軟膏1種）まで増えています。近年はドラッグストアでもエキス剤や液体状の一般用漢方製剤が購入できます。

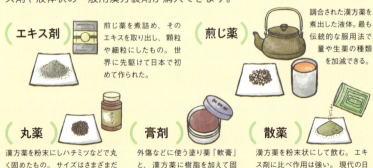

（エキス剤）煎じ薬を煮詰め、そのエキスを取り出し、顆粒や細粒にしたもの。世界に先駆けて日本で初めて作られた。

（煎じ薬）調合された漢方薬を煮出した液体。最も伝統的な服用法で、量や生薬の種類を加減できる。

（丸薬）漢方薬を粉末にしてハチミツなどで丸く固めたもの。サイズはさまざまだが、直径3ミリ程度のものが一般的。

（膏剤）外傷などに使う塗り薬「軟膏」と、漢方薬に樹脂を加えて固めた「硬膏」の2種がある。

（散薬）漢方薬を粉末状にして飲む。エキス剤に比べ作用は強い。現代の日本ではあまり一般的ではない。

漢方薬が効くメカニズム

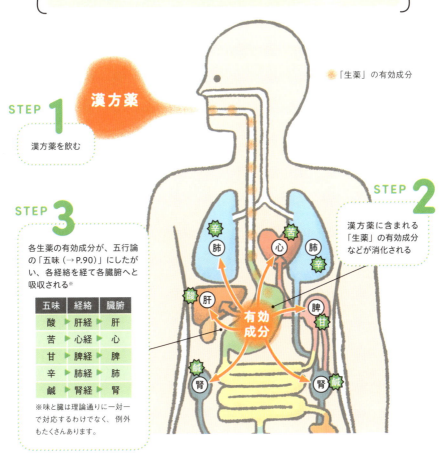

STEP 1　漢方薬を飲む

STEP 2　漢方薬に含まれる「生薬」の有効成分などが消化される

STEP 3　各生薬の有効成分が、五行論の「五味（→P.90）」にしたがい、各経絡を経て各臓腑へと吸収される※

五味	経絡	臓腑
酸	肝経	肝
苦	心経	心
甘	脾経	脾
辛	肺経	肺
鹹	腎経	腎

※味と臓は理論通りに一対一で対応するわけでなく、例外もたくさんあります。

　漢方薬は複数の生薬を配合しています。各生薬にはそれぞれの味や性質があり、作用や関係する臓腑が異なります。
　漢方薬を飲むと、これらの有効成分は、以下のようにからだに働きかけます。
❶胃などの消化器官で、生薬の有効成分が吸収される。
❷生薬の性質により、経絡を通じ、関係する五臓に成分が取り込まれる。
❸五臓から、全身へと作用する。
このようなプロセスで、有効成分がからだの不調を改善します。
　また、長年の経験で得た知識の積み重ねから、副作用を減らす「君臣佐使（→P.98）」などのしくみや、患者の状態に合わせて生薬を減らしたり、加えたりする「加減」の手法を用いながら、治療に使用します。

漢方治療の基本②

生薬とは?

漢方薬を構成するひとつひとつの原料が生薬です。おもに草や根、木、皮などの植物性のものが使われますが、ほかにもさまざまなものがあります。

薬効をもつ植物、鉱物、動物などを加工したものが生薬

生薬とは漢方薬を構成する原料のことで、本来は「手を加えてない天然物」を指します。漢方薬として使用する際には、植物の葉、茎、根や、鉱物、動物のなかで薬効があるとされる部分などに切る、乾燥する、蒸すといった加工をほどこして利用します。

後漢時代に編纂された『神農本草経』では、人体に作用する効能の強さによって、365種類の生薬が3つに分類（右ページ参照）され解説されています。その後、明時代の『本草綱目』では1892種類、現代の南京中医学院が編纂した『中薬大辞典』には5767種類もの生薬が掲載されています。実際には、これらすべてが使用されるわけではなく、常用の生薬は250〜350種類ですが、その種類の多さに驚かされます。

> Pick Up!

生薬の素材はおもに3種類

1 植物性生薬

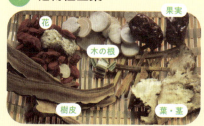
花／果実／木の根／樹皮／葉・茎

種子植物をはじめ、シダ類、地衣類、藻類、菌類由来の生薬がある。ひとつの植物でも、全草、根や葉、樹皮、果実、種子、枝、花など部位によって細分化される。植物性の生薬の種類が最も多い。

2 鉱物性生薬

岩石や鉱物、化石などの無機物を指す。

石膏

3 動物性生薬

哺乳類、は虫類、昆虫類、貝類に由来するものがあり、全体を用いる場合と、一部分を抽出する場合がある。

鹿茸

第 4 章 漢方治療

伝統的な生薬の分類

※実際の東洋医学の臨床現場では使われませんが、薬の原則的な分類となります。

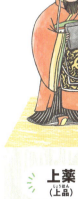

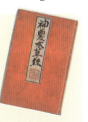

『神農本草経』って？

365種類の植物・動物・鉱物が収録されている中国最古の薬物書。古代の神"神農"自らが食し、人体に作用する薬効の強さによって、生薬を下薬（125種類）・中薬（120種類）・上薬（120種類）に分類した。

上薬（上品）

生命力（正気）を養う生薬。副作用も少ないため、長期的に服用ができる。

代表的な上品

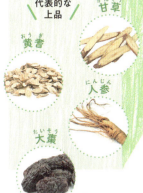

黄耆 / 甘草 / 人参 / 大棗

中薬（中品）

生命力（正気）を養う、あるいは邪を取り除く生薬。使い方次第で毒にもなるので、長期的な服用には注意。

代表的な中品

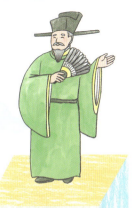

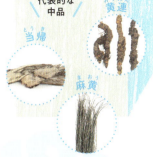

当帰 / 黄連 / 麻黄

下薬（下品）

病気を治す（邪を取り除く）ための祛邪薬。作用は強いが、しばしば副作用を伴うため、長期的な服用はできない。

代表的な下品

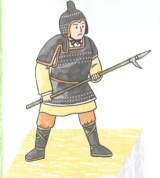

大黄

87

漢方治療の基本 ③

生薬の性質 〜四気と五味〜

生薬は非常に種類が多いので、より適した生薬が治療に使われるべく、多角的に分類されています。なかでも臨床的に重要なのが、四気と五味の分類です。

> 寒・熱証を治療するための"四気分類"と、
> 効能を利用して治療するための"五味分類"

生薬の性質には独特の薬性理論がありますが、代表的なものが四気と五味の分類です。

四気分類は四性分類ともいい、寒性の薬物（寒涼薬）と、熱性の薬物（温熱薬）に分類する理論です。寒性が強い生薬を寒、弱いものを涼、より熱性が強いものを熱（大熱）、弱いものを温の4つに分けています。そしてどちらにも偏らない薬物を平性に分類しています。

治療時には、寒涼性の薬物は熱証に対して使用され、人体の熱を緩和したり、興奮状態を落ちつかせたりする作用があります。一方、温熱性の薬物は寒証に対して使用され、人体の冷えた状態を緩和したり、活動を盛んにしたりする作用があります。

五味分類は生薬を効能別にまとめた理論で、酸味・苦味・甘味・辛味・鹹味の5種類があります。「辛いものを食べるとスッキリする」といった経験からもわかるように、それぞれの味には共通の作用があると考え、治療に役立てています。

治療時には、辛味の発散効果を利用し「発汗させて、体表面の邪を除く」といった処置を行います。

COLUMN

生薬はなぜ"生"なの？

東洋医学で生とは"未加工、新しいもの"という意味で、薬物として使用される前段階の天然物のこと。生薬をあぶったり、乾燥させたりすることで、"生"とは異なる薬効を引き出す手法を炮製といいます。たとえば地黄は、**生地黄、熟地黄、乾地黄**とあり、それぞれ効能が変わってきます。

生

生地黄
熱を冷まし、血内の熱を散らす

炮製

熟地黄
熱を冷まし、血を補う作用がある

乾地黄
血や津液の不足を補い、滋養を与える

寒熱による分類（四気分類）

四気	効果	生薬	使用対象
熱	●からだを温める性質が最も強い。 ●発汗を促し、興奮することもある。	乾姜、呉茱萸、 山椒、附子	冷え性体質、気虚や血虚体質、 寒邪におそわれた際などに 用いると、からだが温まり、 気・血の巡りがよくなる。
温	●熱性より弱いが温める性質をもつ。 ●からだをゆるやかに活発化させる。	陳皮、当帰、人参、 麻黄、大棗、細辛	
平	●温性より温める性質が弱く、 　涼性より冷やす性質が弱い。 ●穏やかな性質。	甘草、桃仁、茯苓	からだの寒熱に関与しない 性質。さまざまな症状に 使うことができる。
涼	●寒性よりは控えめだが、冷やす性質。 ●からだの熱を鎮める作用がある。	葛根、薏苡仁、 薄荷	ほてりやのぼせといった症状、 頭に血が上がった血熱、 熱邪におそわれたときなどに 用いると、からだが軽くなる。
寒	●からだを冷やす性質が最も強い。 ●水を補い、炎症を鎮め、毒を排泄する。	柴胡、麦門冬、黄連、 黄芩、石膏、山梔子	

四気を治療に利用するには？

熱証 を治療する場合　　　　**寒証** を治療する場合

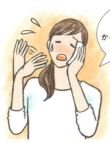

寒涼薬を処方することで、からだのほてりやのぼせなどが抑えられる

温熱薬を処方することで、血の巡りをよくしてからだを温める

処方　　　　処方

【寒涼薬】**桃核承気湯**
熱 より 寒 が強い処方薬
寒 大黄　寒 芒硝　平 桃仁　平 甘草　温 桂皮

【温熱薬】**当帰芍薬散**
寒 より 熱 が強い処方薬
温 当帰　温 川芎　温 白朮　平 茯苓　寒 沢瀉　寒 芍薬

味による分類（五味分類）

五味	臓／腑	効果	生薬※	使用対象
酸（すっぱい）	肝／胆	●イライラや怒りっぽさなどを鎮める。 ●皮膚や口の乾きを癒やす ●引き締める作用がある。汗、鼻水、血などを必要以上に排出させない。	山茱萸、五味子、酸棗仁、烏梅	下痢や咳、多すぎる汗、尿、出血などの症状を鎮める。
苦（にがい）	心／小腸	●熱や湿気など、からだの余分なものを除去する。 ●心など循環器の働きをよくする。 ●精神の高ぶりを抑える。	黄連、苦参、山梔子、芍薬	水分の停滞（痰飲やむくみ）、熱やのぼせの症状に用いる。
甘（あまい）	脾／胃	●筋肉の緊張や痛みを緩和する。 ●潤いを与える。 ●滋養強壮作用があり、消化器の働きを改善する。	甘草、人参、大棗、山薬	精神の高ぶり、痛み、胃腸の不調、体力低下にも効く。
辛（からい）	肺／大腸	●発汗解熱作用があり、滞った気血の巡りをよくする。 ●かぜの初期症状（鼻水、くしゃみ）などに効果がある。	生姜、桂皮、細辛、薄荷、牛蒡子	気滞やストレスのほか、かぜの初期症状に効果がある。
鹹（しおからい）	腎／膀胱	●泌尿器、生殖器官の働きをよくする。 ●新陳代謝を高める。	牡蛎、芒硝	便秘、しこりや腫瘍などの症状をやわらげる。

※複数の味をもつ生薬もあります。

COLUMN

「良薬口に苦し」というけれど…

「良薬口に苦し」という言葉から、漢方薬といえば苦味を想像する人も多いと思います。たしかに生薬のうち、大黄と黄連、黄柏は特に苦味が強いといわれます。しかし不思議なもので、自分と証が合う漢方薬であれば苦く感じないものです。また、漢方薬には香りがよいもの、甘くて飲みやすいものも多数あります。

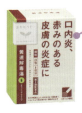

口内炎、赤みのある皮膚の炎症に

黄連、黄柏、黄芩、山梔子という4つの苦味生薬を集めた、苦い黄連解毒湯。真っ赤に炎症したジュクジュクした皮膚トラブルに使用されます

五味を治療に利用するには？

酸味の漢方薬

酸味の引き締める作用を利用し、汗や鼻水など、余分な水分の流出を抑える

漢方薬の例
- 小青竜湯
- 酸棗仁湯　など

↓処方

症状② イライラする
症状① 病的に汗が出る

苦味の漢方薬

苦味の余分な熱を取る作用を利用し、のぼせなどを治療する

漢方薬の例
- 黄連解毒湯
- 三黄瀉心湯　など

↓処方

症状① 精神の高ぶり
症状② のぼせなど上半身の熱

甘味の漢方薬

甘味の緩和する作用を利用し、痛みや精神的な緊張をやわらげる

漢方薬の例
- 甘草湯
- 甘麦大棗湯　など

→処方

症状② 凝りや疼痛がある
症状① イライラする

鹹味の漢方薬

鹹味の固い物を柔らかくする作用を利用し、便秘やしこりを治療する

漢方薬の例
- 柴胡加竜骨牡蛎湯
- 大承気湯　など

↓処方

症状② しこりがある
症状① 便秘気味

辛味の漢方薬

辛味の気を巡らせ、発汗などを促す作用を利用し、かぜの初期症状に使用する

漢方薬の例
- 麻黄湯
- 麻黄附子細辛湯　など

↓処方

症状① かぜの初期の発熱
症状② 頭痛や咳症状

第4章　漢方治療

生薬図鑑

漢方薬に用いられる代表的な生薬を、それぞれの性質ごとに紹介します。

寒性・涼性

寒性・涼性の生薬には、からだの熱を取るほか、鎮静、解毒、利尿の作用などがあります。

黄連（おうれん）

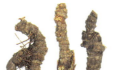

キンポウゲ科
オウレンの根茎と根

効能 熱を冷まし、からだを潤わせる働きがある。胃腸の調子を整える作用があり、胸苦しさ、動悸、腹痛、嘔吐、下痢に効果的。

麦門冬（ばくもんどう）

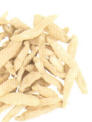

ユリ科
ジャノヒゲの塊根（かいこん）

効能 水不足による乾燥を潤わせる作用があり、咳や痰、口の渇きなどの治療に用いる。ほか、抗炎症、抗アレルギー作用もある。

薏苡仁（よくいにん）

ハト麦の外殻を除いた種子

効能 利尿作用があり、体内の余分な水を排出する。熱や膿などを排する働きがあるため解熱にも用いられる。肌荒れにも効果がある。

菊花（きくか）

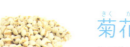

キク科のキク、シマカンギクの頭花

効能 かすみ目を改善する。風邪・熱邪（ふうじゃ・ねつじゃ）を排除する作用があり、かぜの際にも用いられる。

柴胡（さいこ）

セリ科
ミシマサイコの根

効能 発汗作用により熱を取り除く。肝（かん）の気の流れを促す作用もあり、みぞおちのつかえた感じなども解消する。

牡蛎（ぼれい）

カキの貝殻

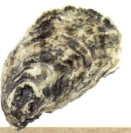

効能 落ち着かない、パニック状態などの精神不安に対する鎮静作用があり、不眠、不安症状にも用いる。胸腹部の動悸や胃痛にもよい。

大黄（だいおう）

タデ科植物の根茎

効能 胸腹部の膨満感、腹痛、便秘に用いる。炎症や肝障害、興奮状態を鎮める際にも用いる。

気・血のそれぞれに、特に効果のある生薬

生薬は3種類に大別できる

寒・涼性 の生薬
からだを冷やす性質が強い生薬。炎症を鎮め、毒を排泄する効果もある。

平性 の生薬
からだを温めることも、冷やすこともない、穏やかな性質の生薬。

温・熱性 の生薬
からだを温める性質が強い生薬。穏やかに活性化させ、興奮作用もある。

牡丹皮（ぼたんぴ）
ボタンの根、皮

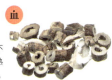

効能：血の流れをよくする作用があり、月経不順や瘀血（おけつ）の治療などに用いる。また熱を冷ます働きがあり、腫れや打撲にも効果的。

枳実（きじつ）　気
ミカン科植物ダイダイ、夏ダイダイなどの未熟果

効能：気を巡らせるほか、脾胃（ひい）を補い、消化を促進する作用がある。消化器官の不具合に使用される。

沢瀉（たくしゃ）
サジオモダカの塊茎（かいけい）

効能：利尿、渇きを止める薬として利用される。小便が出にくい、あるいは頻尿など、水の症状などに用いる。

葛根（かっこん）
マメ科、クズの根

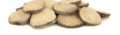

効能：発汗・解熱作用がある。乾葛（かんかつ）、甘葛（かんかつ）、葛子根（かつしこん）ともいう。からだを潤わせ、渇きを止める働きがある。

釣藤鈎（ちょうとうこう）
アカネ科カギカズラの棘

効能：血圧を降下させる働きがあり、興奮状態や痙攣（けいれん）、めまいを鎮める作用がある。

石膏（せっこう）
天然の含水硫酸カルシウム

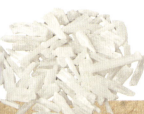

効能：熱を冷まし、渇きを潤す働きがあり、からだ全体の熱感や激しい口渇（こうかつ）に用いる。体内の余分な熱を下げ、イライラを解消する作用もある。

山梔子（さんしし）
アカネ科クチナシの果実

効能：熱を冷まし、胃の障害を取り除く。胆汁の分泌を促進する作用があり、消化不良の際や黄疸が出ている際に使用する。

地黄（じおう）
ゴマノハグサ科アカヤジオウ、カイケイジオウの根

効能：血を補い、巡りを促す作用がある。血圧を下げるなど、血に関連する症状に用いる。利尿作用もあるため、むくみの解消にも効果的。

黄柏（おうばく）
ミカン科のキハダなどの樹皮

効能：熱を冷まし、体内の余分な水を排出する作用がある。下痢など消化器系の不調に効く。ほか抗炎症、鎮静、解熱作用もある。

第4章　漢方治療

93

平性

幅広い病状に対応できるのが平性の生薬。からだを温めたり、冷やしたりしないため、穏やかに作用します。

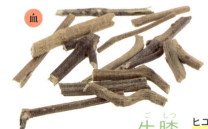

牛膝（ごしつ）
ヒユ科イノコズチの根

効能 血の巡りを促し、月経不順や瘀血に用いる。利尿作用もあり、排尿がスムーズでないときにもよい。足腰の関節疼痛にも。

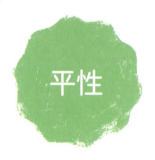

桔梗（ききょう）
キキョウの根

効能 からだに停滞した痰や膿を排出する働きがあり、腫れ物や化膿性の炎症に用いられる。鎮痛作用があるため、咽頭痛にもよい。

茯苓（ぶくりょう）
サルノコシカケ科ブクリョウの菌核

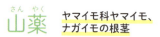

効能 利尿作用があり、余分な水を排出し、むくみや消化不良時に効果的。動悸や筋肉の痙攣、頭痛やめまいなどにもよい。

山薬（さんやく）
ヤマイモ科ヤマイモ、ナガイモの根茎

効能 脾や胃の消化機能を高める作用がある。脾虚により下痢を起こす、慢性咳嗽で痰が出るなどの症状にも効果的。強壮、食欲不振にも使われる。

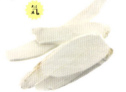

桃仁（とうにん）
ヤマモモの種子

効能 血行を促して、瘀血を排除する作用がある。抗炎症作用、抗アレルギー作用があるので、かぜの治療に効果がある。

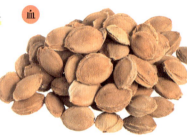

94

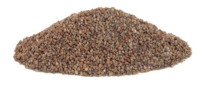

酸棗仁(さんそうにん)
クロウメモドキ科
サネブトナツメの種子

(効能) 精神を鎮め、神経の興奮、緊張をやわらげる作用があるため、心因性の不眠症や健忘症に用いる。肝(かん)を養う働きもある。

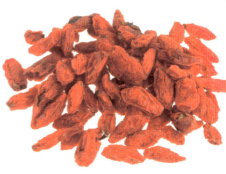

枸杞子(くこし)
ナス科
クコの果実(じつ)

(効能) 肝や腎を養う働きがある。強壮薬としても用いられ、疲労やめまいなどに効果的。血圧、血糖値、コレステロール値を下げる働きもある。

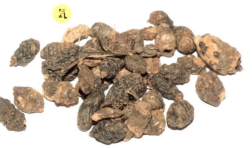

気

香附子(こうぶし)
カヤツリグサ科ハマスゲの乾燥した根茎

(効能) 気や血の巡りを促す作用がある。神経症や月経不順、月経痛や神経性胃炎などにも効果的。

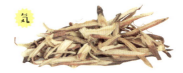

気

甘草(かんぞう)
マメ科カンゾウの根、つる性の茎

(効能) 脾を養い、気虚(ききょ)を補う作用が強く、さまざまな処方に用いられる。鎮静作用があり、腹部の痙攣や疼痛を抑えるのにも効果的。

Column
食事にも、薬にもなる身近な漢方食材

生薬でありながら、食用としても使える素材を「漢方食材(かんぽうしょくざい)」といい、実は日常的によく食しています。たとえば杏仁豆腐にトッピングされる赤い実は枸杞子、とろろで食べる山芋は山薬(さんやく)という生薬です。ほかにも、蓮の実(石蓮子(せきれんし))や松の実(海松子(かいしょうし))、ナツメ(大棗(たいそう))、葛粉などの葛(葛根)、朝鮮人参(人参)(ちょうせんにんじん)といったように、多岐にわたります。また陳皮(ちんぴ)はミカンの皮を日陰干しにしたもの。お風呂に入れれば気の巡りを促します。これらの漢方食材は中華食材店や漢方薬局などで手に入ります。ほか、朝鮮人参やナツメは韓国食材店、陳皮やジャスミンはハーブショップなどでも手に入ります。

第4章 漢方治療

温性・熱性

温性や熱性の生薬には、からだを温める作用のほか、血の循環や発汗を促したり、代謝を活発にしたりする働きがあります。

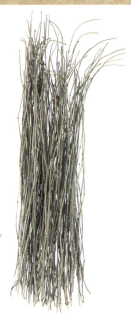

麻黄（まおう） マオウの地上部茎

効能 発汗・解熱作用があり、喘息やかぜ、気管支炎の治療に用いる。津液の巡りをよくするため、体内の余分な水分を排出する作用もある。

川芎（せんきゅう） セリ科センキュウの根茎

効能 血を増やし、流れを促す働きがある。貧血、冷え、月経痛などに用いる。芎藭ともいう。

厚朴（こうぼく） モクレン科ホオノキの樹皮

効能 体内の余分な水分を乾燥させる働きがある。胸・腹部の膨満感を解消する。上がった気を下げる作用もあり、精神安定にも用いる。

防風（ぼうふう） セリ科ボウフウの根

効能 血行を促して、瘀血を排除する作用がある。抗炎症作用、抗アレルギー作用があるので、かぜの治療に効果がある。

人参（にんじん） 朝鮮人参・オタネニンジンの根

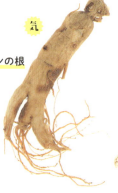

効能 エネルギー源である気を補い、全身の機能低下を回復させる。胃の衰弱を改善する作用もあり、食欲不振、消化不良などにも用いる。

山椒（さんしょう） ミカン科サンショウの成熟した果皮

効能 脾や胃の冷えによる腹痛や悪心、嘔吐といった症状に用いる。脾や胃の血循環を促進する。

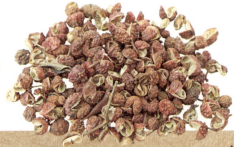

第4章 漢方治療

桂皮（肉桂）
クスノキ科
ケイの樹皮

効能 からだの表面を温める力が強く、発汗により、頭痛、発熱、悪寒などの症状を治療する。枝（桂枝）部分も薬用に使われる。

杜仲
トチュウの樹皮

効能 高血圧やストレス、虚弱体質の解消などに効果的。腎、肝の機能を補う働きがあり、腎の不調による膝関節痛を改善する。

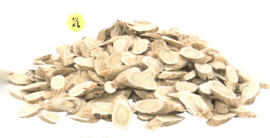

黄耆
マメ科ナイモウオウギ、キバナオウギの根

効能 病的な寝汗などの発汗異常を治療する。気を補う作用が強く、強壮、精力減退などにも用いる。利尿作用もある。

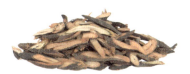

何首烏
タデ科
ツルドクダミの塊根

効能 腎、肝の機能を補う。血を補う働きがある。腎の精を補うので、膝や腰の疼痛、若白髪などの治療に用いる。

陳皮
熟したミカンの果皮

効能 気の巡りを促し、胃腸を補う作用があるため、胃腸の虚弱、食欲不振の改善などの治療に用いる。痰を排出し、咳を鎮める作用もある。

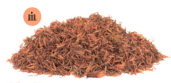

紅花
キク科
ベニバナの花弁

効能 血の巡りを促して、瘀血を改善する。血圧降下作用、抗炎症作用のほか、血のうっ滞を改善する作用があり、冷え性、高血圧の治療にも用いる。

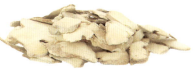

乾姜
生姜の根茎

効能 からだを温める力が強く、冷えによる腹痛や手足の冷えに効果的。肺を温めて、咳や喘息などを改善する。

杏仁
バラ科アンズの外殻を除いた種子

効能 肺を潤す作用があり、呼吸困難や咳、息切れ、胸痛などに用いる。ほか、整腸作用があるため、便秘にも効果が見られる。

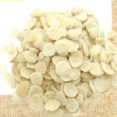

97

漢方薬の基本①

漢方薬の構造とは?

漢方薬は、一般的に2種類以上の生薬を組み合わせて処方されています。この組み合わせの原則は、時代によって変化することはありません。

効果を高め、副作用を抑える漢方薬の優れた独自ルール

漢方薬には、葛根湯や八味丸など昔から名称が付けられており、**治療効果や安全性を高めるために、それぞれ配合のルールが決まっています**。

基本ルールは、2種類の生薬の組み合わせについてです。

もうひとつは、「君臣佐使」という原則です。より効果的で副作用の少ない漢方薬にするために、構成する生薬それぞれに役割をもたせています。主薬となる「君薬」は漢方薬の性質を決めるもので、「臣薬」は君薬の効果を高めます。「佐薬」は君・臣薬を助ける役割を担い、毒性があったり、強すぎたりする場合はその作用をマイルドにします。「使薬」は使者の薬の意味で、邪や患部に薬効を導く役割のほか、作用の衝突がないように調整する薬です。

Pick Up!

生薬の絶妙な組み合わせ

生薬の組み合わせによっては、効果が高まったり、副作用が出たりします。たとえば、熱を冷ます「石膏×知母」を配合すると熱を冷ます作用が強化されます(相須)。また、「半夏×生姜」の配合では、半夏の刺激が生姜で抑えられ、副作用が軽減します(相殺)。このような**組み合わせの妙が、漢方薬の効果を高め、副作用の軽減につながる**のです。

作用を強める組み合わせ		具体例
相須	同じ効能・性質の生薬を組み合わせ、互いの作用を増強	石膏×知母 (清熱作用の強化)
相使	異なる効能・性質の生薬を合わせ、片方の作用を高める	黄耆×茯苓(黄耆の利尿作用を茯苓が強化)

作用を抑える組み合わせ		具体例
相畏 相殺	生薬の毒性の軽減、刺激性の緩和。副作用軽減のため、作用を抑える組み合わせ	半夏×生姜 (副作用防止)

ふさわしくない組み合わせ		具体例
相悪	片方(あるいは両方)の生薬の効果を軽減させる	人参×萊菔子(人参の補気作用を弱める)
相反	有害な反応や副作用が出現する、配合禁忌の組み合わせ	甘草×甘遂

第4章 漢方治療

薬効を引き出す 君臣佐使

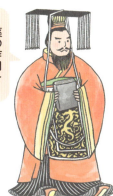

君薬 — 薬の作用を決めるリーダー

漢方薬の中心となる薬で、作用を決定する生薬。そのため、君薬と漢方薬の適応症はほぼ同様となる。1〜2種類の生薬で、薬量は最も多い。

患部まで導く

使薬 — 薬物同士の調和役

「使」は使者の意味で、薬物作用を病気の部位に導く。ほか、各生薬の作用が衝突しないように調整する働きがある。

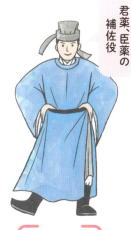

佐薬 — 君薬、臣薬の補佐役

君薬、臣薬の作用を抑える。また反対の作用で薬効を引き立てるなど、補佐的な働きをする。

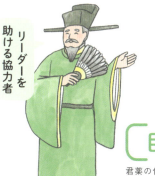

臣薬 — リーダーを助ける協力者

君薬の作用を増強して、より効果を高める生薬。作用は君薬とほぼ同じ。

君臣佐使の具体例はP.102〜をチェック！

漢方薬の基本②

漢方薬の名前の由来は?

漢方薬名は漢字で記され、意味がわかりづらいですが、命名の方法には一定の原則があります。把握しておくと薬の内容が想像しやすくなります。

> 漢方薬や生薬の命名法を知ることで
> 薬の作用を推し量ることができる

カタカナで表記されることが多い西洋薬に比べ、漢方薬の名前は漢字で表記され、難しく見えるかもしれません。しかし、命名法には一定のルールがあり、名前を理解することでその薬の効能などを推し量ることができます。命名法はおおよそ、以下に分類されます。
❶❷構成生薬による命名（生薬名／数）
❸漢方薬の効能による命名
❹重要な生薬と効能を合わせた命名
❺漢方薬が適応する病態による命名

などが挙げられます（右ページ参照）。

時代的に古い漢方薬は、❶❷の構成生薬による命名が多く、後世になるにつれて、❸〜❺の名称が多くなります。使う生薬の数が増えたこともありますが、東洋医学の理論や考え方が反映されるようになったといえます。

なお、生薬の名前も色や形、味など、命名法はじつに多彩。意味を探ることで、漢方薬への理解がさらに深まることでしょう。

Pick Up！

生薬の名前の由来は?

生薬の名称のほとんどは、中国由来の漢字が使われています。「蝉退（せんたい）」は推測しやすく、蝉の抜け殻のことですが、ほとんどは何を指しているかわかりづらいものです。生薬は、形態、作用、採取時期や場所、味や香りなど、いろいろな視点から命名されています。

形からの命名	
人参（にんじん）	薬用部分の根が人間に似ており、生命力が形としてあらわれた薬
部位からの命名	
桃仁（とうにん） 五味子（ごみし）、枳実（きじつ）	種を使用した生薬には、仁、子、実の漢字を用いる
生長時期による命名	
半夏（はんげ）	夏が半分過ぎた頃に採取されるため、半夏と名付けられた
産地からの命名	
呉茱萸（ごしゅゆ）	三国時代、呉の国で採れた品質のいい生薬
川芎（せんきゅう）	四川省の略称が川。四川産の優秀な生薬として命名
作用からの命名	
当帰（とうき）	血を循環させ、正しい場所に戻す作用をもつ。「当（まさ）に帰る作用」という意味

漢方薬命名のおもなルール

❶ 構成される生薬による命名

漢方薬に含まれる重要な生薬（君薬、臣薬）の1〜2味（味＝生薬の数え方）を名称に用いる。1味の場合は葛根湯や人参湯、2味の場合は柴胡桂枝湯などとなる。

例
- 1味の場合： 葛根湯
- 2味の場合： 柴胡＋桂枝湯
- 生薬が複数の場合： 苓姜朮甘（茯苓・生姜・白朮・甘草）＋湯

❷ 生薬の数による命名

生薬の重要度で優劣付けがたい場合、配合される生薬数を名称に用いることがある。八味丸などは、文字どおり8つの味（生薬）を含む薬。

例
- 四君子湯　意味：蒼朮、茯苓、人参、甘草の4種類の生薬を主薬とする。
- 八味丸　意味：地黄を中心に8種類の生薬を配合している。

❸ 漢方薬の効能による命名

漢方薬のおもな効能に基づき命名する。名称から薬の効き目を知ることができる。

例
- 小建中湯
  - 「小」は少しの意
  - 「中」は脾のこと
  - 「建」はすっと立つ、元気にするの意
  - 意味：脾をしっかり立ち働ける状態にし、作用させる意味。
- 血府逐瘀湯
  - 「血府」は血管のこと
  - 「逐瘀」は瘀血を駆逐するの意
  - 意味：血の巡りを促し、瘀血をしっかり治療する意味。

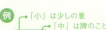

❹ 重要な生薬＋効能による命名

構成生薬のうち重要な薬や生薬数と、その効能を組み合わせて命名する。

例
- 半夏瀉心湯
  - 心は熱。瀉心で熱を除くという意。
  - 半夏は、温めて痞えを取る作用がある
  - 意味：熱症状を取りながら、半夏で胃の痞えや寒症状を治療する。

❺ 病態による命名

漢方薬が効果をもつ病態を名称に用いる。実際には数は多くない。

例
- 四逆散
  - 「逆」は人を逆さにした様子をあらわす字
  - 意味：体内の気が決まった順で流れず、胸腹部に停滞した病態を、4つの生薬で治療する。
- 五積散
  - 積とは長年の邪の積み重ねにより生じた病態のこと
  - 意味：寒、痰飲、食積、気滞、瘀血という5つの邪を指す。

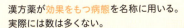

第4章　漢方治療

漢方薬の処方 ①

発熱症状に効く漢方薬

臨床の現場で、病気は発熱性のものとそれ以外に分けられます。最も多い病態「発熱」に対応する漢方薬を知っておきましょう。

まさに、"かぜは万病のもと" 発熱症状に対する漢方薬は無数にある

東洋医学の医師が病気を分類する場合、まず「発熱性疾患（外感病）」か「非発熱性疾患」かを鑑別します。外感病とは寒さや乾燥、湿気など、自然界の影響が邪となって生じる病気のこと。そのうち、風によって運ばれた寒邪（風寒の邪）が、体表面に取り付き発病するものを傷寒病といい、初期の寒気や頭痛、筋肉痛が特徴です。

一方、寒気を伴わない熱性の外感病は温病と呼ばれます。熱邪や暑邪（温性の邪）が口や鼻から侵入し、初期には肺、胃の病変があらわれ、熱感が強いのが特徴です。

東洋医学において、発熱性疾患の治療は最も難しいといわれます。変化が早く、個人の体質や環境とあいまって、病状は多岐におよぶことから、「かぜは万病のもと」ともいわれるほど。そのため、傷寒病、温病に関しては伝統的にも研究が進んでおり、数多くの漢方処方が存在しています。

Pick Up !

2000年間使われている医学書『傷寒論』

後漢時代（三国志の時代／日本の弥生時代）に記された医学書『傷寒論』。当時の中国の医師、張仲景がそれまでの古典を参照し、自身の治療経験を合わせて傷寒病の治療法をまとめたものです。東洋医学の聖典として位置づけられており、日本で使用されるエキス剤の多くは、この書物を出典としています。たとえば、有名な葛根湯も『傷寒論』に記載されている処方で、2000年もの間、ずっと使われている薬です。

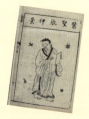

医聖と称される張仲景

発熱症状に効く漢方薬

葛根湯（かっこんとう）

傷寒病の処方として使われる代表的な漢方薬。ゾクゾクする悪寒を桂皮や生姜といった熱性の生薬で温めて散らす。また、首や体表部に生じるこわばりなどの筋肉症状を、君薬となる葛根が改善する。

構成生薬

葛根（かっこん）、麻黄（まおう）、桂皮（けいひ）、生姜（しょうきょう）、大棗（たいそう）、甘草（かんぞう）、芍薬（しゃくやく）

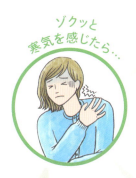

ゾクッと寒気を感じたら…

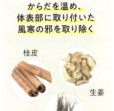

からだを温め、体表部に取り付いた風寒の邪を取り除く

桂皮　生姜　麻黄

発汗作用があり、悪寒や発熱に。肺に働きかけ、咳を鎮める効果も

麻黄

首や背中など筋肉のこわばりをやわらげる

葛根

※ほか、大棗、甘草、芍薬など

参蘇飲（じんそいん）

温病の代表的な処方となる漢方薬。胃腸の働きを改善する処方「六君子湯」に、咳や痰、筋肉のこわばりを緩める生薬を加えている。葛根湯は証に合わないという「虚証」の人向け。

構成生薬

半夏（はんげ）、茯苓（ぶくりょう）、人参（にんじん）、陳皮（ちんぴ）、大棗（たいそう）、甘草（かんぞう）、生姜（しょうきょう）、葛根（かっこん）、蘇葉（そよう）、前胡（ぜんこ）、枳実（きじつ）、桔梗（ききょう）

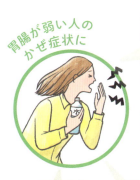

胃腸が弱い人のかぜ症状に

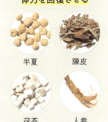

胃腸を温めて消化を助け、体力を回復させる

半夏　陳皮　茯苓　人参

筋肉の緊張を取る

葛根

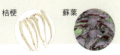

咳や痰を抑え、気分を発散させる

桔梗　蘇葉

※ほか、大棗、甘草、生姜、枳実など

第4章　漢方治療

103

漢方薬の処方 ②

正気を補う漢方薬

邪に対して正気の力が弱いとき、あるいは生体の働きが低下した場合は病気になります。正気を増やすことが健康への第一歩です。

> 生命力を高める漢方薬"補剤"を処方し、
> 抵抗力を上げることで元気になる

正気が弱い（不足している）状態を、虚証といい、気虚や血虚、陰虚（血虚が重症化した病態）などが挙げられます。これらの治療は「正気（生命力・抵抗力）」を高めることが重要です。

正気を増強するには、後天の気と、両親から与えられた先天の気（精）が必要です（→P.48）。後天の気の材料となるのは、外界の空気（清気）と食物ですが、これらを正常に取り込むためには、肺や消化器官（脾胃）といった関係臓腑が滞りなく働くことが欠かせません。また、精を宿す腎の働きも重要です。このように、**肺、脾胃、腎の働きを整え、気や血など、からだに必要なものを補う漢方薬を「補剤」**といいます。

代表的な補剤としては、脾胃を整えて食欲不振などを解消する「補中益気湯」、血を補う「十全大補湯」「人参養栄湯」がよく使用されます。これらはいずれも**人参と黄耆（参耆剤）**という元気を高める生薬を配合しています。

Pick Up！

虚証と実証の違い

生命力や抵抗力である正気が不足し、生体の働きや機能が低下した病態を「虚証」といいます。一方、生体の機能は正常なものの、邪が存在してうまく機能していない病態を「実証」といいます。元気を高めるための補剤は虚証に対する治療薬です。具体的には気血、各臓の機能を増強し、なかでも脾と腎へのアプローチが重要視されています。

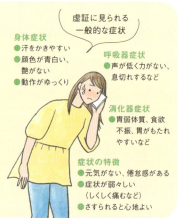

虚証に見られる一般的な症状

身体症状
- 汗をかきやすい
- 顔色が青白い、艶がない
- 動作がゆっくり

呼吸器症状
- 声が低く力がない、息切れするなど

消化器症状
- 胃弱体質、食欲不振、胃がもたれやすいなど

症状の特徴
- 元気がない、倦怠感がある
- 症状が弱々しい（しくしく痛むなど）
- さすられると心地よい

元気を高める漢方薬

第4章 漢方治療

補中益気湯（ほちゅうえっきとう）

からだの真ん中にある消化機能を補い、その機能を高めることで元気を増やす（＝益気）漢方薬。柴胡と升麻が下降した気を上げて巡らせることで活力をもたらす。疲れや倦怠感などに対して、処方されることが多い。

構成生薬

白朮、人参、甘草、黄耆、升麻、柴胡、当帰、陳皮、生姜、大棗

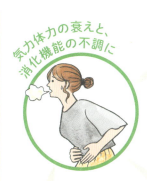

気力体力の衰えと、消化機能の不調に

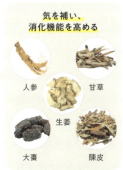

気を補い、消化機能を高める
人参／甘草／生姜／大棗／陳皮

気を持ち上げ、活力を与える
柴胡／升麻

元気を増やし血を補い、巡らせる
黄耆／当帰

※ほか白朮は、体内の水分の流れを整えます。

六味丸（ろくみがん）

生命力の根源である「精」を貯蔵する臓腑が腎。その腎を滋養する地黄を中心に、山茱萸、山薬といった補剤が処方された漢方薬。発育の促進のほか、老化による症状の治療などにも利用される。

構成生薬

地黄、山茱萸、山薬、沢瀉、牡丹皮、茯苓

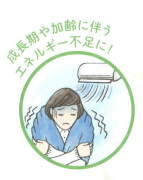

成長期や加齢に伴うエネルギー不足に！

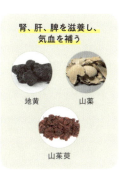

腎、肝、脾を滋養し、気血を補う
地黄／山薬／山茱萸

腎、肝、脾の熱や湿気を除く

沢瀉

牡丹皮

茯苓

漢方薬の処方 ③

六淫に対抗する漢方薬

おもな病因のひとつが、自然環境のもたらす邪「六淫」です。
四季折々にあらわれる邪に対抗する漢方薬を知っておきましょう。

季節変化に伴うからだの不調は「六淫」が正気に勝った状態

六淫とは病因となる邪のことで、風・湿・燥・寒・暑・熱（火）という自然現象を指します（→P.58）。正気が正常であれば、六淫に負ける可能性は低くなりますが、猛暑や冷夏、長雨といった異常気象、急激な気候の変化など、六淫の勢いが苛烈な場合、からだは変化に適応できず発症します。以下に六淫による発病の特徴を挙げます。

- 皮膚、口・鼻など、「体表部」に症状があらわれやすい。
- 春に生じる急性の熱性疾患、熱中症など、「季節変化」に関係がある。
- クーラーによる冷え性など、「生活・労働環境」に関係がある。
- 「異なる邪が合併」することがある。
- 「異なる邪に変化」することがある。

季節ごとにあらわれやすい六淫は異なり、感覚的にも理解しやすいものです。しかし、病邪が合併し、病態が複雑化することも多く、「自然現象」と、軽く見ないことが大切です。

Pick Up!

季節ごとに異なる六淫の特徴

六淫があらわれる時期や、各病邪の特徴などを把握しておきましょう。

季節	六淫	邪の特徴	からだにあらわれる症状
春（2〜4月頃）	風邪	軽い、上昇する、発散する、移動する	上半身（頭部、顔面、のど）、表面に症状が出現。めまい、悪寒、鼻水、のどの痛みなど
梅雨（7月頃）	湿邪	重い、下降する、濁っている	重だるさや倦怠感、下肢のむくみや痰、胃痛や下痢などの消化器症状
夏（5〜7月頃）	暑邪	熱をもつ・上昇する・発散する	高熱、多汗、顔面の紅潮、イライラ、口の渇きなど。体内の気血バランスも崩れやすい
秋（8〜10月頃）	燥邪	乾いた空気が、体表や肺の水分を奪う	肺を乾燥させ、空咳などが生じる。便秘、皮膚、口唇、髪の毛の乾燥など
冬（11〜1月頃）	寒邪	寒冷、引き締める、気血の滞り	体内に入ると寒証となり、足腰、お腹の冷え・下痢などを生じ、活動力も鈍る。気血の巡りが悪くなり疼痛を生じやすい
通年	熱邪（火邪）	炎のように炎上する	高熱、発汗、息切れ、めまい、動悸、鼻血や血尿など。化膿、炎症しやすくなる

第4章 漢方治療

"春"に備える漢方薬

春の漢方薬①

抑肝散（よくかんさん）

春は肝の働きが活発になり、精神が不安定になる季節。抑肝散はその名の通り、肝の不調による神経の高ぶりやイライラ、怒りっぽさを抑え、のぼせなどを改善する。精神症状の治療に広く利用される。

構成生薬
柴胡（さいこ）、釣藤鈎（ちょうとうこう）、蒼朮（そうじゅつ）、茯苓（ぶくりょう）、当帰（とうき）、川芎（せんきゅう）、甘草（かんぞう）

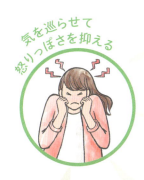

気を巡らせて怒りっぽさを抑える

熱や炎症を冷まし、筋肉の緊張を緩める
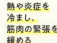
柴胡

血を補い、からだに巡らせる

川芎　当帰

筋肉の痙攣やふるえを改善

釣藤鈎

津液のバランスを整え、気分を鎮める

茯苓　蒼朮

※ほか、消化吸収を高める甘草など

春の漢方薬②

香蘇散（こうそさん）

寒暖差が激しい春は、かぜや消化不良などの不調が生じやすい。香蘇散は発汗を促して風寒の邪を取り除き、肝や消化機能を整えて、気を巡らせる作用をもつ。

構成生薬
香附子（こうぶし）、蘇葉（そよう）、陳皮（ちんぴ）、甘草（かんぞう）、生姜（しょうきょう）

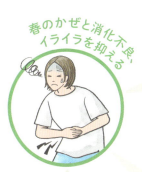

春のかぜと消化不良、イライラを抑える

肝や消化器官に働きかけ、気を巡らせる

蘇葉　陳皮

消化器官を整え、からだを温める

生姜

血の巡りを促し、痛みを取る

香附子

※ほか、甘草は消化器官を整え、気を補う

"夏"に備える漢方薬

夏の漢方薬①
清暑益気湯
せいしょえっきとう

漢方薬名と同様、暑さをやわらげ（清暑）、気の不足を補う（益気）漢方薬。熱邪や暑邪といった、夏の暑さで弱った消化器官を養い、気を増やして元気にさせる。

構成生薬

人参、五味子、麦門冬、黄柏、当帰、黄耆、蒼朮、陳皮、甘草

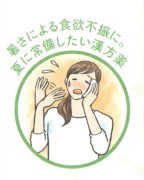
暑さによる食欲不振に。夏に常備したい漢方薬

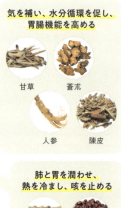

気を補い、水分循環を促し、胃腸機能を高める
甘草　蒼朮
人参　陳皮

肺と胃を潤わせ、熱を冷まし、咳を止める
麦門冬　五味子

気を補い、元気を増やす
黄耆

※ほか血を補って巡らせる「当帰」、脾胃を補う「黄柏」

夏の漢方薬②
白虎加人参湯
びゃっこかにんじんとう

白虎（→P.114）は"秋の神"を象徴する名前で、夏の暑さでほてったからだを、秋のように爽やかにすることから命名された漢方薬。熱感や口の乾き、発汗のほか、気血が消耗した熱中症（中暑）などに有効。石膏、知母など寒性の生薬が肺胃の熱を冷ます。

構成生薬

石膏、知母、甘草、粳米、人参

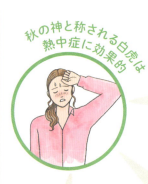
秋の神と称される白虎は熱中症に効果的

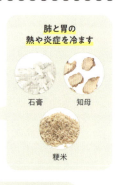

肺と胃の熱や炎症を冷ます
石膏　知母
粳米

気を補い疲労回復や消化促進を促す
人参

脾と胃を保護し、症状を緩和する
甘草

第4章 漢方治療

"秋〜冬"に備える漢方薬

秋冬の漢方薬①
麦門冬湯（ばくもんどうとう）

秋から冬にかけて、肺と胃が潤いを失い、痰や息切れ、のどの渇きなどの症状があらわれた際に使われる漢方薬。君薬の麦門冬が肺や胃の乾きを癒やし、佐薬の半夏が胃の痰や湿を解消させる。咽頭炎や、気管支炎などにも効く。

構成生薬
麦門冬、人参、大棗、粳米、甘草、半夏

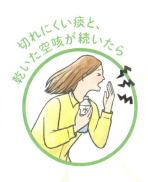
切れにくい痰と、乾いた空咳が続いたら

脾胃の機能を高めて、滋養する

 人参　 大棗

 粳米　 甘草

のどを潤し、粘稠な痰を出しやすくする　麦門冬

込み上げる空咳や粘稠な痰を抑える　半夏

秋冬の漢方薬②
当帰芍薬散（とうきしゃくやくさん）

血を補い、からだに巡らせる作用をもつ生薬が当帰。冬に生じやすい寒邪を散らし、冷え性や寒証を改善するために用いられる。また茯苓や蒼朮などが津液の巡りを整え、脾の働きを高める。

構成生薬
当帰、芍薬、川芎、蒼朮、茯苓、沢瀉

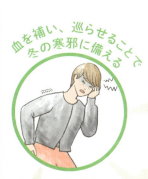
血を補い、巡らせることで冬の寒邪に備える

 蒼朮　 茯苓

 沢瀉

余分な水分を取り除き、消化力を高める

気血を巡らせ、痛みを止める　川芎

血を補い、巡らせる。また痛みを止める
 当帰　 芍薬

漢方薬の服用①

注意したい副作用

天然物の漢方薬には副作用がない、といわれますが、薬である以上、副作用はあります。気を付けておきたい症状などを把握しておきましょう。

「漢方薬には副作用はない」という過信は禁物！

上・中・下品の分類（→P.87）が示すように、漢方薬の服用によって、不快な症状が出現することは古くから知られていました。成分を精製して作る西洋薬に比べると、その症状はゆるやかで、服用を中止したり、薬量を減らしたりすることでほぼ軽快しますが、**なかには中毒症状や肝機能障害といった重篤な副作用もあります**。

臨床で最も多い副作用は、下痢や胃痛、便秘などの消化器の不調です。次は、ほてり、のぼせ、しびれといった神経系、湿疹やかゆみをはじめとする皮膚症状などが挙げられます。このような**副作用があらわれる原因としては、証に合わない漢方薬の服用、特定生薬や漢方薬の摂取、過敏や虚弱体質によるもの、薬物の毒性による中毒、服用方法の誤りなどがあります**（右ページ参照）。

また、副作用と誤認しやすいものに瞑眩があります。これは漢方薬の服用後、一時的に不快症状が出る作用で好転反応です。ただし出現する確率は多くはありません。漢方薬は安全を守り気を抜かず、医師と相談しながら服用することが大切です。

COLUMN

妊婦が注意したい漢方薬

妊娠時には西洋薬を避け、漢方薬を服用するという人は多いかと思います。しかし、**漢方薬のなかにも、注意が必要な禁忌薬があります**。たとえば、有毒性のある漢方薬、下剤、血の巡りをよくする活血薬などが挙げられます。特に妊娠初期については、いまだ研究が進んでいない分野のため、医師に相談しながら慎重に服用しましょう。

妊娠中に好ましくない漢方エキス剤[※1]と生薬

実証薬	大柴胡湯、防風通聖散、三黄瀉心湯
活血薬	桂枝茯苓丸、大黄牡丹皮湯、桃核承気湯、通導散
下剤	調胃承気湯、大黄甘草湯、麻子仁丸、大承気湯
温剤	桂枝加朮附湯、真武湯、八味地黄丸、牛車腎気丸、温経湯、麻黄附子細辛湯
その他	六味地黄丸、乙字湯、疎経活血湯
生薬	附子、肉桂、桃仁、牛膝

※1：保険適用の漢方エキス剤ほか、エキス剤以外にも禁忌薬は存在します。医師の処方のもとで服用すること

副作用の原因と対策

	副作用があらわれる原因	対応法
証・病態に合わない漢方薬の服用	「寒証に対し熱を下げる薬」、「熱証に対し温める薬」を処方する、あるいは「脾胃虚弱の人に胃腸障害を起こしやすい薬」を処方するなど、証や病態に合わない漢方薬を処方。	診察時に症状や体質を隠さず、医師に話すこと。
証の変化によるもの	体質改善のために長期服用している。あるいは妊娠やかぜなどにより、証が変化し、薬が適応しなくなった。	＊妊娠、かぜ、急性疾患など、証の変化に注意。 ＊同じ薬を漫然と飲み続けず、変化があった場合は医師に伝える。
特定生薬や漢方薬の摂取	中国や台湾で購入した薬剤など、漢方薬に特定の生薬が含まれる場合。または漢方薬全体量が多すぎる。	＊不快症状が出たら、薬量を減らしたり、食後服用に変えたりするなど、服用方法にも注意。 ＊診察時に症状について伝える。
過敏体質、虚弱体質によるもの	アレルギー体質や薬疹の既往症がある場合は、副作用が出現しやすい。また高齢者は成人量では多すぎるため、効果が過剰に出る場合がある。	
薬物の毒性による中毒	**重篤な副作用が生じる可能性がある生薬** ●附子…初期に口腔内にしびれ、嘔吐、めまいのほか、中期に強い動悸や呼吸困難など。 ●甘草…むくみ、こむら返りなどの症状から、からだのだるさ、筋力低下などが出現する。 ●黄芩、柴胡…インターフェロン（抗がん剤、抗ウイルス薬）との併用により間質性肺炎が出現。また黄芩は肝機能障害にも注意が必要。	＊附子に対しては、甘草や大棗など効果を抑える生薬を合わせるなど、配合を考慮する。 ＊肝臓病、がん治療時など、西洋薬との併用は特に注意が必要。
服用方法の誤り	1日分を1回で服用、他人の薬剤を服用、過去の処方薬を服用、食後の指示を食前に服用など。	正しい服用方法を医師や薬剤師に確認、厳守する。

漢方薬の服用②

漢方薬の上手な飲み方

漢方薬の効果を正しく得るには、服用方法が大切です。
特に煎じ薬は煎じ方や保存方法で効果が変わってくる場合もあります。

基本は煎じ薬の服用だが、近年はエキス剤の利用が増えている

漢方薬の形状はいくつかの種類（→P.84）に分けられますが、基本的なものは、煎じ薬（湯剤）です。病態や患者の体質や年齢などにより加減できるメリットがありますが、煮出す手間もあるため、現在では顆粒タイプのエキス剤の処方も増えています。
漢方薬には、医療用漢方製剤と、一般用漢方製剤の2種類があります。
医療用は、一般の病院や漢方専門の病院で処方されます。現在、エキス剤や煎じ薬を含む、148処方、および煎じ薬に使用する生薬の200種類以上が保険の適応対象となります。

一方、一般用漢方製剤は漢方薬局やドラッグストアで購入できます。医師の処方箋は不要ですが、保険適応がされないほか、医療用漢方薬と比べ生薬量が50〜75％という違いがあります。ただし、近年は満量処方の製品も販売されているので、慎重に服用することが必要です。

Pick Up!

煎じ薬の煮出し方

1 煎じる道具を用意。土瓶や耐熱ガラス製がよい。鉄、銅製容器は避ける

2 1日分の漢方薬と水を、やかんや土瓶に入れる。水は600ccほど

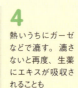

3 最初は強火、沸騰後は弱火にして約半分まで煮詰める。40分ほど

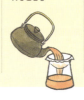

4 熱いうちにガーゼなどで漉す。漉さないと再度、生薬にエキスが吸収されることも

5 冷暗所で保存するか、冷蔵庫に入れる。飲むときは温め直す

服用の注意点 Q&A

Q 漢方薬はいつ飲む？

食前あるいは食間の服用がよい

1日2回服用となる煎じ薬の場合は、**食後2時間後となる「10時と15時頃」の食間服用がよい**といわれます。3回服用のエキス剤の場合は、食前30分前の服用がよいでしょう。薬の但し書きにある「食前あるいは食間の服用」というのはこれをふまえたものです。

Q 服用時の温度は？

基本は患者の好みで、温服と冷服を決めてOK

寒がりの人（寒証）は温服、暑がりの人（熱証）は冷服が原則。**漢方薬の刺激が最も少ないのは「人肌に温めた温服」**で、副作用や胃腸の刺激を軽減するといわれます。

Q 牛乳などと飲んでもいい？

牛乳は吸収に影響がある場合も。基本は「水か白湯」で服用を

漢方薬の苦味が胃の働きを活発にする効能もあるので、ジュースや牛乳などは避け、**水か白湯で服用を**。顆粒の場合、水を口に含み、漢方薬を含んだ水に落とし、その水と薬を一気に飲みます。

Q 飲み忘れたときは？

飲み忘れても、1回分だけ飲むこと

飲み忘れた分を加えて、**2回分を1度に飲むと、作用が強く出過ぎるため、1回分だけ飲むこと**。その場合でも、2回服用の場合の服用間隔は6時間以上、1日3回服用の薬は4時間以上あけるようにしましょう。

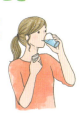

Q 正しい保管方法は？

直射日光が当たらない湿気の少ない場所を選ぶ

煎じ薬やエキス剤、生薬ともに**湿気が少ない直射日光の当たらない、涼しい場所で保管**を。冷蔵庫でもよいですが、漢方薬は湿気に弱いので密封パックなどに入れておくとよいでしょう。

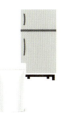

Q 消費期限はあるの？

未開封の場合は約3～5年間

開封していない場合は3～5年ほど服用可能です。しかし、もし**漢方薬が残っていてもそのまま服用することはおすすめできません**。漢方薬はそのときの証にあわせて処方されますので、現在の症状に適応するか不明だからです。処方してくれた医師（あるいは薬剤師）に、確認しましょう。

Column

神の名が付いた漢方薬

　漢方薬の名称にはさまざまな由来（→P.100）がありますが、なかには神の名をもつものもあります。中国では想像上の動物である四神「青竜、白虎、朱雀、玄武」は、五行の守護として東西南北を守り、それぞれ小青竜湯、白虎湯、朱雀湯、玄武湯が該当します。

　「青竜」とは春を支配する東の神。寒い時期、寒邪がからだに取り付き、悪寒とともに鼻水や痰が出ますが、その症状に処方されるのが小青竜湯です。冬の冷たい水分による不調を、春の温かさで取り除こうというのが名前の由来です。

　「白虎」に因んだ白虎湯は、構成生薬の石膏が由来で、夏の熱を冷まし、秋のように爽やかな状態にする処方です。

　「玄武」は冬や北を守護する神で、五行の配色は黒。構成生薬の附子が黒いことから玄武（あるいは真武）湯と、命名されました。

　漢方薬の名前には、中国の道教思想とも結びついているものもあります。その由来と合わせて知ると、理解しやすいものです。

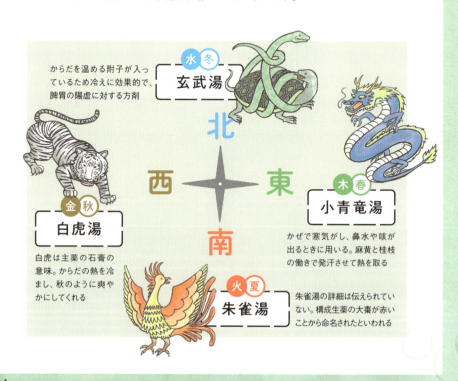

食養生を楽しむ

"薬食同源"といわれ、
食材と漢方薬は同じルールで考えられています。
食養生の方法を知り、日々の体調管理に生かしましょう。

食養生の基本①

食養生ってなに？

「薬食同源」の理念のもとに考えられた食事を、一般的に薬膳といいます。厳密には食養、食療、薬膳などに分けられます。

東洋医学の考えに沿った食生活は特別な食材がなくても実践できる

中国には古来、「薬食同源」という言葉があり、"食材にも漢方薬と同様、からだを治す力がある"と考えられてきました。そのため、食事による治療「薬膳」が発達したのです。

一般的に、薬膳とよばれるものは食養、食療、薬膳などがあります。「食養」は食養生のことで、老化防止や健康増進などを目的とした食事のことです。病気を防ぐための予防的な食事もこれに含まれ、病気ではない人が対象となります。

「食療」は、病気や体質の改善など、治療を目的とした食事療法です。さらに、食療に生薬も加え、より治療や養生効果を高めたものが「薬膳」です。

日々の食生活に薬膳を取り入れるには、特別な素材や知識が必要と考える方が多いと思います。しかし、ショウガやネギ、米や小麦粉など、おなじみの食材も実は立派な漢方薬。気負わず実践してみることが大切です。

1 食材の性質を知る

漢方薬と同様、食材には五味・五性（四気）の性質があります。冷えには温かい食材を、むくみを感じたら利尿作用のあるものなど食材の特性を知ることが大切です。

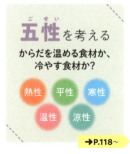

五性を考える
からだを温める食材か、冷やす食材か？
熱性　平性　寒性
温性　涼性
→P.118〜

五味を考える
五臓六腑を養う食材は？
酸　甘　鹹
苦　辛
→P.120〜

食養生のポイント

2 自分の体質を知る

食養生では自分の体質、なかでも「虚実」「寒熱」を知っておくことは重要です。寒証体質の人が冷たいものを常食するなど、体質に合わないものを食べると症状が悪化してしまうこともあります。

体質をセルフチェック（→P.123）してみましょう。

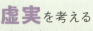

虚実を考える
正気は充実しているか？
気血は巡っているか？

→P.124〜

寒熱を考える
自分は寒がりか、暑がりか？

→P.128〜

3 季節と人体との調和を考える

夏はからだを冷やす食材、乾燥する秋は潤わせる食材など、季節の変化に合わせた食事をしましょう。旬の野菜や果実などを食すると無理なく、バランスが整います。

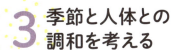

季節を考える
季節変化に合わせて取る食べ物はなにか？

春　夏　梅雨　秋　冬

→P.134

4 消化器官の機能低下に注意

薬膳は、食べ物の栄養でからだを滋養する治療になるので、消化吸収する脾胃が不調だと治療効果が得にくくなります。暴飲暴食、ストレス、お酒の飲み過ぎ、不眠などに注意しましょう。

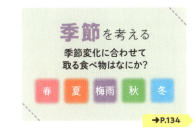

食養生の基本②

食材の特性 〜五性と五味〜

食材には生薬と同様、五性（四気）と五味という特徴があります。食材の性質と、季節や体質などを組み合わせて、からだのバランスを整えましょう。

生薬と同じように食材も"五性五味"の性質をもつ

　食材は異なる味をもっているだけでなく、生薬の分類（→P.88）と同様、それぞれ個別の性質や効能があります。

　伝統的に五性（四気）五味といいますが、実際には五性と六味があります。**五性とは五行にしたがい、食材や生薬がもつ、熱・温・平・涼・寒の5つの性質を指しています。**大きく分けると、からだを冷やす「寒・涼性」、からだを温める「温・熱性」、どちらでもない「平性」があります。平性の食材は滋養強壮効果があるものがほとんどで、日本人の主食となる米をはじめ、イモ類、豆類などの食材が挙げられます。

食べ物の特性 "五性"

五性	熱性	温性
効果の特徴	**からだを温める性質が、いちばん強い食材** 寒気を払い、気血などの流れをよくする働きがある。年間を通して冷えを感じるような人は、季節を問わず食べるとよい。 ●注意点 取り過ぎると興奮してのぼせることがあるので、取り過ぎに注意する。	**熱性よりは弱いが、温める性質をもつ食材** 熱性と同様、気血の流れをよくする働きがあり、冷えを取り、胃腸の働きを促進する。からだをゆるやかに活発化させる。 ●注意点 取り過ぎると興奮してのぼせることがあるので、取り過ぎに注意する。
食材	🥩 羊肉 🌶 唐辛子／山椒／シナモン／胡椒など	🐟 エビ／アジ／イワシ 🥬 カボチャ／ニラ 🌶 八角など

🥩 肉類　🐟 魚介類　🥬 野菜類　🌶 香辛料　🥚 卵類　🌾 穀物類　🍎 果実類　● 豆類

温熱性と寒涼性の食材を薬膳に活用してみる

温熱性の食材には、からだを温め、寒気を払い、気血の巡りをよくする働きがあります。そのため、冷え性（寒証）の人、手足の冷えや痛みがある人、寒い時期に温まりたいときに効果的です。温熱性の食材は、肉類や香辛料などが挙げられます。

寒涼性の食材には、からだに蓄積した余分な熱を排し、高ぶった精神状態を落ちつかせる働きがあります。そのため、暑がり（熱証）の人、怒りっぽい人、夏の暑い時期に、からだを冷やしたいときに効果的です。なお、夏に食べたい冷たいそばや冷や奴（豆腐）、夏野菜や南国フルーツなどは、からだを冷やす食材です。

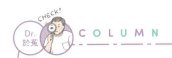

COLUMN
「食薬」といわれる生薬

難しい、ハードルが高いと思われがちな薬膳ですが、「かぜをひいたらネギを食べる」といった、普段実践しているようなことも十分薬膳の理論に則っています。ネギは「葱白（そうはく）」といわれる生薬で、からだを温めて発汗を促し、下痢を止める作用があるため、寒証のかぜに利用されます。このような作用の強い食材を「食薬」ともいいます。

おもな食薬はこれ！

食材	生薬名	効能
ラッキョウ	薤白（がいはく）	気を巡らせ、痰を取る作用がある。
ニンニク	大蒜（たいさん）	解毒作用があり、下痢やかぜに。
ナツメ	大棗（たいそう）	血液を増やし、脾胃を丈夫にする。
小麦	小麦（しょうばく）	気持ちを落ちつかせる作用がある。
葛（くず）	葛根（かっこん）	かぜのひき始めの特効薬。

平性
温めることも冷やすこともない中間の性質の食材

寒・涼性と温・熱性の食材の中間に属する。体質にこだわらずに食べることができ、長期間常用しても不具合がない。滋養強壮効果もある。

●注意点
からだの温度調整の作用がないので、寒証や熱証の治療には向かない。

- 豚肉／牛肉
- 鶏卵　米
- 大豆／小豆
- キャベツ／山芋

涼性
寒性よりは弱いが、冷やす性質の食材

利尿・消炎作用があり、からだの余分な熱を排出する。微熱やのぼせ、ほてりを改善し夏バテの予防にも。興奮を静める働きもある。

●注意点
冷えを感じやすい人は取り過ぎに注意する。

- 緑豆
- 大根／セロリ／ナス／キュウリ／ほうれん草

寒性
からだを冷やす作用が、いちばん強い食材

利尿・消炎作用があり、からだの余分な熱を排出する。興奮を静める効果もあり、熱中症や夏バテなどの予防にもよい。

●注意点
冷えを感じやすい人は取り過ぎに注意する。

- カニ／アサリ
- 豆腐
- ニガウリ／トマト／レンコン
- バナナ／スイカ

食材のもつ味を 5種類に分けた「五味」分類

五行（→P.30）に基づき、食材の味を5種類（酸・苦・甘・辛・鹹）に分類したものを五味といいます。実際には「淡」の味も加え、六味あるといわれていますが、単に味覚で感じる味だけでなく、その味がもつ機能も含めて分類されています。

たとえば、「甘いものを食べたらイライラが収まった」「辛いものを食べたらからだが温まった」などの経験は誰でもあると思いますが、これは食材の味には、からだへの作用や効能があるからです。

なお、実際の味とは異なる場合や、トマトのように"甘くて酸っぱい"、柿のように"甘いけど渋い"など、複数の味を合わせもつ食材も少なくありません。

食べ物の特性"五味"

五味	酸味	苦味	甘味
臓腑	肝	心	脾
効能	●引き締める ●固める 酸っぱい味。汗や咳を鎮めたり、唾液の分泌をよくしたりする。また、固める作用があり、下痢を改善させる。	●熱を取り除く ●湿を取り除く 苦い味。体内の余分な湿を排出したり、取り除いたりする作用があり、便秘やむくみの解消に役立つ。	●潤う、補う ●調整させる 甘い味。疲労や虚弱体質を補う働きがある。消化機能（脾胃）を調和させ、痛みがあればやわらげる働きも。
おもな食材	杏/梅/ザクロ/レモン/かりん/酢	ニガウリ/くわい その他 茶葉/ジャスミン	穀物全般 イモ類全般/ニンジン/レンコン 豆類全般 果実全般 砂糖/ハチミツ

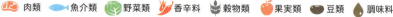
肉類　魚介類　野菜類　香辛料　穀物類　果実類　豆類　調味料

食材の"味"には多彩なパワーあり！
五味と五臓の関係性を知る

　食材の味にはそれぞれ、対応する臓腑と作用があり、「酸は肝（かん）」「苦は心（しん）」「甘は脾（ひ）」「辛は肺（はい）」「鹹は腎（じん）」というように、一定の五臓と関係しています。たとえば、「酸味」は肝に作用し、唾液の分泌を促し、多汗や下痢を改善します。「甘味」は脾に作用し、消化器官を整え、疲労感などを改善します。「苦味」は心に作用し、気血の巡りを促進するほか、精神状態を鎮める効果があります。このように薬膳では、五味が五臓に与える働きを利用して、バランスを整えます。

　食材がもつ五性五味の作用は生薬ほど強くありません。しかし、薬物治療が必要になるほど悪化する前に、毎日の食事によって、処置することができます。

辛味 — 肺
- ●気血を巡らせる
- ●邪を散らす

辛い味。からだを温める作用により、発汗を促す。気血の流れがよくなるため、体内にこもった寒気や熱、湿気を排出できる。

🥬 ネギ/ニンニク/ショウガ/チンゲンサイ/大根/シソ
🌶 胡椒/唐辛子/八角/クローブ/フェンネルなど

鹹味 — 腎
- ●下に降ろす
- ●しこりを解消する

塩辛い味。しこりを解消する作用により、便秘や腫れ物、瘀血（血の塊）などを解消する。

🥩 豚骨/金華ハム/鳩肉
🐟 カキ/イカ/タラ
💧 塩/醤油
その他 昆布/ワカメ

淡味 — 脾
- ●湿を取り除く
- ●脾の働きを助ける

淡い味で、ほとんど感じない。体内の水分代謝を促進し、湿を取り除いたり、むくみや下痢を改善したりする。脾の働きを整えることで、食欲を誘う。

🌾 ハトムギ
🥬 冬瓜
⚫ 湯葉

> 食養生で体質改善

体質を改善する食事

食養生では自分の今の状態(証)を知り、からだに合った食材を選ぶのが基本。特に「寒熱」と「虚実」のチェックが大切です。

自分の証をしっかり把握して正気を増やし、邪を減らす

東洋医学の病気とは、正気(生命力・抵抗力)と、邪(健康を害するもの)との力関係によるものと解釈し、病態は以下の3つに大別されます。

❶正気不足の状態(虚証)
❷邪の力が強い状態(実証)
❸正気不足+邪が強い(虚証+実証)

食養生では、これらの病態を改善するために「正気を補強し、邪を排除する」といった治療を行います。

食養生を行うには、まず自分の体質を把握すること、特に「虚実」「寒熱」の偏りの度合いを知ることが重要です。たとえば、「寒熱(寒証、熱証)」の寒証タイプの人には温熱性の食材が向いています。一方で寒涼性の食材を取ると、冷えが悪化してしまいます。

同様に、正気と邪の状態を知るために、「虚実(虚証、実証)」をチェックすることも大切なポイントになります。

Pick Up!

薬膳における治療方法

薬膳の治療方法は、漢方薬や鍼灸治療と同様、扶正祛邪(→P.81)の原則に基づきます。具体的には正気を補強する「扶正(補)法」と、邪によって機能不全に陥ったからだに対し、邪を取り去る「祛邪(瀉)法」があります。

\おもな扶正法と祛邪法/

		特徴	食材
扶正(補)法	平補法	平性の食材で気血(津液)を補う	米、イモ類、黒ごま、牛乳など
	温補法	温性の食材でからだを温める	モチ米、クルミ、鶏肉など
	清補法	涼寒性の食材で、からだの熱を取る	トマト、キュウリ、スイカなど
	峻補法	熱性の食材で、からだを熱くさせる	クルミ、羊肉、スッポンなど
祛邪(瀉)法	解表法	食材の発汗作用で邪を除く。巡りを促す	ネギ、ショウガなど
	清熱法	食材の熱を冷ます作用で、熱を取る	セリ、白菜など
	疏肝理気法	気の巡りをよくし、精神を落ちつける	ミント、ジャスミンなど

体質（虚実／寒熱）をチェックしよう

以下の表で体質をチェックしてみましょう。チェックの数が多いほどその体質タイプに該当します。複数のタイプを兼ね備えることもあります。

虚証、実証のチェック

正気・血不足タイプ（気虚／血虚）
- □ 食が細く、胃もたれや下痢をしやすい
- □ かぜをひきやすい
- □ 目や肌が乾燥しており、爪がもろい
- □ 疲労感がある、だるい
- □ めまい、立ちくらみがする
- □ 月経の際、経血量が少なく、周期が遅れがち

✓数は □個　食養生は →P.124

水分不足タイプ（津液不足／陰虚）
- □ 目や鼻、口などの粘膜が乾きやすい
- □ 寝汗をかきやすい
- □ 肌がかさつく、かゆみがある
- □ 便がコロコロしている。固くて出にくい
- □ のぼせ、ほてりがある
- □ 月経の際、経血量が少ない

✓数は □個　食養生は →P.125

気滞タイプ
- □ のどが詰まったような感じがある
- □ イライラして怒りっぽい
- □ 胃やお腹が張り、おならやゲップが多い
- □ 不安感、憂うつ感がある
- □ ため息が出る
- □ 月経不順、月経前に下腹部や乳房の張りがある

✓数は □個　食養生は →P.126

瘀血タイプ
- □ 動悸や不整脈がある
- □ 目の下にクマがある
- □ あざができやすい
- □ シミが多い、唇の色が暗い
- □ 肩こり、腰痛、頭痛、神経痛がある
- □ 月経痛がひどい。経血に塊が混じる

✓数は □個　食養生は →P.127

痰飲タイプ
- □ めまいや吐き気がある
- □ むくみやすい
- □ 下痢になりやすく、軟便が多い
- □ 水太り、ぽちゃぽちゃ感がある
- □ 頭やからだの重だるさがある
- □ 月経の際、経血が水っぽい

✓数は □個　食養生は →P.127

熱証、寒証のチェック

熱証タイプ
- □ 暑がりである
- □ 冷たい飲み物を好む
- □ 寒い環境に強く、暖房が苦手
- □ 便秘になりやすく、便が固い
- □ 顔色は紅潮
- □ 夏や温かい刺激で体調が悪化する

✓数は □個　食養生は →P.130

寒証タイプ
- □ 冷え性である
- □ 温かい飲み物を好む
- □ 寒い環境には弱く、冷房が苦手
- □ トイレが近い。下痢になりやすく、軟便が多い
- □ 顔色は蒼白
- □ 冬や冷たい刺激で体調が悪化する

✓数は □個　食養生は →P.128

第5章 食養生を楽しむ

実践編 「虚証(きょしょう)」タイプにおすすめの食材

日々の食事に注意して "虚"の体質を改善

「虚」という文字は、空っぽでうつろ（空虚）という意味。人体で説明すると、生命力や抵抗力など本来のからだの機能が低下して不健康になった状態です。おもな病態としては、気の不足（気虚）から臓器機能が低下した状態、血の量と質が不足した状態（血虚）、津液など水分不足（陰虚）となります。それぞれの体質を把握し、ふさわしい五性（四気）・五味の食材を取ることが大切です。

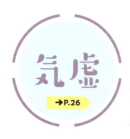
→P.26

気を増やし、脾胃を補う食材を

活動のエネルギー源となる「気」の量が不足している気虚。気は食べ物を消化吸収することで作られますが、気虚体質の人は消化器官である脾胃の機能が低下していることが考えられます。気を補う（補気）、脾胃を整える（健脾）作用のある食材を意識して取りましょう。

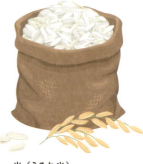

米（うるち米）
胃腸に作用し、消化吸収機能を回復させる。イライラを解消する効果も

五性	平　温
五味	甘
食材	米類（うるち米、モチ米）、イモ類（ヤマイモ、ジャガイモ）、肉類（鶏肉、牛肉）、キャベツ、大麦、ハトムギ、トウモロコシなど
注意点	胃腸を冷やさず、温かく消化のいいものを適量食べるようにしましょう。

鶏肉
脾胃を温め、食欲不振や下痢を改善する。気血を補い、疲労回復にもよい

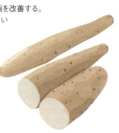

ヤマイモ
脾胃を丈夫にする作用があり、生薬（山薬）としても使用される

血を増やすと同時に、気を活気づける

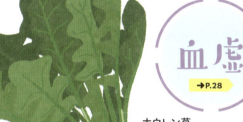

→P.28

からだのすみずみまで栄養を与えるのが血のおもな働きですが、食事の偏りやダイエットのほか、女性は月経があるため「血虚」になりやすいといわれます。また、血の生成には気が必要になるため、気虚になると血虚にもなりやすく、「気血両虚」という病態になります。

ホウレン草
血を養い、巡りをうながす。腸を潤す効果もあり便通にもよい

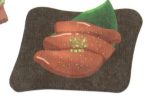

ドライフルーツ
生薬（大棗）でもあるナツメを乾燥させたものは補血効果が高い。脾胃にもよい

レバー
肝を丈夫にし、血を補う。視力低下やむくみの解消にも効果がある

五性	平
五味	甘 鹹
食材	ホウレン草、人参、落花生、ライチ、ブドウ、豚肉、レバーなど
注意点	寝不足、加齢なども血虚の原因になります。肝、心、腎の保養が大切です。

陰の気が足りず、潤い不足の状態

「陰虚」とは、血虚が重症化した状態。臓腑の機能が低下し、体内の津液・血・精が不足すると陽が過剰になり、からだが熱を帯び乾燥するのが特徴です。食養生では陰を補う（滋陰）のほか、熱を冷ます（清熱）作用のある食材を選択しましょう。

五性	涼
五味	酸 鹹
食材	ナシやリンゴなどの果物類、黒ゴマ、白ゴマ、豆腐、トマト、白菜、レンコン、山芋、豚肉、カニ、昆布、卵、はちみつなど。
注意点	辛味の強い香辛料などは乾燥を悪化させるので、取り過ぎないようにしましょう。

レンコン
体内の余分な熱を冷まし、からだを潤し、血を巡らせる作用がある

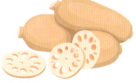

ナシ
肺を潤し、熱を下げる作用がある。痰や咳を鎮める働きもある

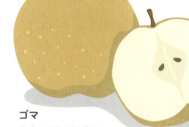

ゴマ
黒ごまは肝腎を養う働きをもつ。白ごまはからだの熱を下げ、皮膚を潤す

第5章 食養生を楽しむ

実践編
「実証」タイプにおすすめの食材

気血の巡りを促すために"実"状態を解消する食養生

「実」という文字は、家の中にものが詰まっていることを意味します。人体で説明すると、外からの有害物（邪）が取りつき、体内に充満することで気血の巡りを損ない、不健康になった状態です。気の巡りがうまくいかない状態（気滞）、血の流れが滞った状態（瘀血）、津液の代謝異常により、有害な湿が生じた状態（痰飲）などが実証のおもな病態です。

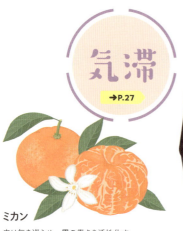

気滞
→P.27

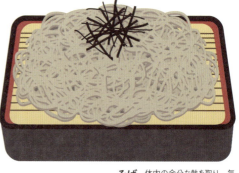

そば 体内の余分な熱を取り、気を降ろす働きをもつ。胃腸機能を活性化する働きも

ミカン 皮は気を巡らせ、胃の働きを活性化する。皮を乾燥させて入浴剤にしても

ニンニク からだを温める作用により、脾胃や肺を活性化させる。気だけでなく血の巡りを促す効果も

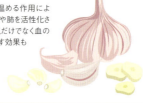

香り食材で ストレスを発散させる

「気滞」とは、精神的なストレスや不快な感情により、気の巡りが滞った状態。食養生では、ストレスを発散させる香りのよい食材（理気・行気）、肝機能を補う作用（疏肝）をもつ食材を選ぶとよいでしょう。ほか、辛味のあるものも巡りを促します。

五性	涼　平
五味	苦
食材	そば、かんきつ類（ミカン、オレンジピール）、ニラ、ニンニク、ジャスミンなど
注意点	気の巡りが不調になると、血や津液などの流れも悪くなります。早めに対処しましょう。

→P.29

温かい食材と環境で発散を

「瘀血」とは、血の巡りが滞った状態。ストレスや冷え、更年期によるバランスの乱れなどが原因となります。血の推動力となる気を巡らせ、からだを温める作用をもつ食材を選びましょう。辛味のあるものも巡りを促します。

五性	温 熱
五味	苦
食材	唐辛子、ニラ、ネギ、チンゲンサイ、タマネギ、くわい、黒大豆、酢など
注意点	冷飲食の取り過ぎや薄着を避けましょう。からだを温めるのが瘀血治療の基本。

黒大豆
血の流れを調整し、瘀血を取り除く。下肢のむくみの改善にもよい

くわい
血の巡りを促したり、排尿を促進したりする働きがある

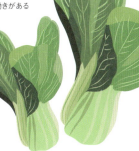

チンゲンサイ
瘀血や腫れを解消する。熱を取り除く作用もある

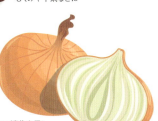

キャベツ
脾胃の気を補い、消化器官を強化する。食欲不振やむくみの解消に効く

小豆
利尿作用により、体内の余分な湿を排泄。むくみや下痢などに

タマネギ
脾胃を温めることで消化を促し、体内の湿や痰を排泄する

脾胃の余分な水分を取り除く

痰飲
→P.29

「痰飲」は水分代謝の異常により、体内に余分な水分（湿）や痰など、粘度の高い物質が消化器官に溜まった状態。脾を元気にして湿や痰を取り除く食材がおすすめ。ほか、肺や腎など、水分代謝を担う臓腑をいたわることも大切です。

五性	温 熱
五味	苦
食材	ハトムギ、小豆、そら豆、大根、タマネギ、キャベツ、ノリなど
注意点	油っこいもの、甘いものの食べ過ぎ、酒の飲み過ぎに注意。

第5章 食養生を楽しむ

実践編 「寒証(かんしょう)」タイプにおすすめの食材

> 寒証タイプは、日常的に温活を意識して!
> "からだを温める食材"とは?

食養生では、すべての食材を"からだを温めるか冷やすか"という観点で5つに分類しています。からだをよく温める食材は「熱性(ねっせい)」、ほどよく温める食材は「温性(おんせい)」に属します。冷え性や寒い時期に温まりたいという人は、熱・温性の食材を多く取り、温活を心がけましょう。

また寒・涼性の食材でも、加熱することで冷やす作用が弱まります。温・熱性の食材の比率を高くし、寒・涼性の食材は少量を加熱するのが食養生のコツです。

温 ←

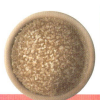

温性 甘 **黒砂糖**
からだを温めるなら黒砂糖を用いる
冷えによる腹痛や食欲不振を改善。白砂糖は平性、氷砂糖は涼性

COLUMN
温性の食材には、シソやネギ、ショウガなどの薬味食材があります。涼性のそばなども薬味と一緒に、温かくして食べるとよいでしょう。

温性 辛 **ニラ**
腎の働きを高め、冷え性によい
臓腑を温め、寒証だけでなく腰痛や腹痛、胸痛などにもよい

温性 甘 **カボチャ**
気虚を癒やし、疲労回復に
胃腸の働きを整え、からだを温めることで疲労を回復させる

平性・微温性 甘 **ニンジン**
血を補い、目の不調を癒やす
肝や脾の働きを助ける。食欲不振や眼精疲労、血不足を改善

食材の詳細は → P.168〜171

辛 甘 ニンニク

温性　**からだを温め、かぜにも効く**

温める作用で体内の邪を散らし、胃の働きを助ける。食欲不振や腫れの解消にもよい

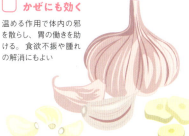

辛 唐辛子

熱性　**胃を温め、冷えを解消する**

胃を温めて、冷えや食欲不振、消化不良を改善。気血を巡らせる作用も

辛 胡椒（こしょう）

熱性　**胃のチクチクした痛みをやわらげる**

脾胃を温め、胃痛や嘔吐感、食欲不振を解消する

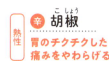
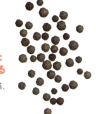

甘 モチ米

温性　**元気の出る食材として古くから活用された**

脾胃の働きを助けて気を補うことで、慢性疲労や冷え性を回復させる

→ **熱**

甘 クルミ

熱性　**腎と肺の機能を高める**

腎や肺を温めることで、喘息や冷えの解消に。便秘改善にもよい

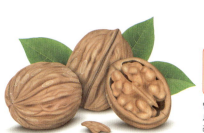

Dr.於菟 COLUMN

熱性の食材は香辛料がほとんど。熱性のシナモン、クローブを入れたミルクティーなどもおすすめですよ。

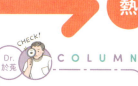

甘 羊肉

熱性　**からだを温める強い性質がある**

肉類のなかでもからだを温める性質が強い。脾胃を温め、消化関連の不調を解消

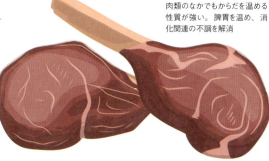

甘 アジ

温性　**胃腸を温めて消化の不調を改善**

胃を温めることで、胃の痛みや食欲不振を解消させる

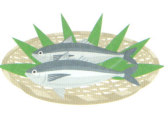

第5章　食養生を楽しむ

実践編

「熱証」タイプにおすすめの食材

熱証タイプは、熱を取り、潤すことが大切。
"からだを冷やす"食材とは？

"からだを温めるか冷やすか"という五性の分類で、**からだをよく冷やす食材**は「寒性」、**ほどよく冷やす食材**は「涼性」に属します。暑がりの人や、夏の暑い時期は汗をかき、体内の水分が失われた状態に。からだを潤し、体内の熱を冷ます寒・涼性の食材を選ぶようにしましょう。夏が旬の野菜や果物はみずみずしく、冷やす性質をもちます。ただし冷たいものを大量に飲食すると、胃腸の消化吸収機能を低下させる。少量ずつ、常温で食すといった工夫をしましょう。

涼性 甘 **キュウリ**
水分を与え、
夏バテにも

みずみずしさから体内の熱を冷ます
作用があり、のどの乾きにもよい

涼

COLUMN

からだの熱を冷ます働きのあるセロリ。ただし繊維が多いため胃腸が弱い人は食べ過ぎないように注意しましょう。

涼性 辛 **ミント（薄荷）**
辛みの作用で
邪を散らす

体表部の邪を散らし、熱を下げる。
頭痛や目の出血などにもよい

涼性 甘 辛 **セロリ**
気の流れを促し、
頭の熱を取る

頭に上がった気を降ろす働きがあり、頭痛やストレス症状を解消する

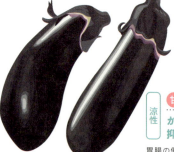

涼性 甘 **ナス**
からだのほてりを
抑える

胃腸の働きを促し、体内の熱を解消する。利尿作用もあり、むくみにも

食材の詳細は→P.168〜171

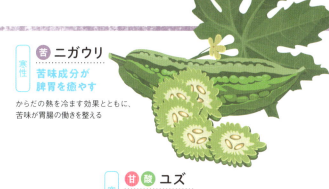

| 寒性 | 苦 **ニガウリ**
苦味成分が
脾胃を癒やす |

からだの熱を冷ます効果とともに、苦味が胃腸の働きを整える

| 微寒 | 甘 酸 **トマト**
消化機能を整え、
潤いを与える |

脾胃を整え、食欲不振を改善。水分を与え、乾きを癒やしてくれる

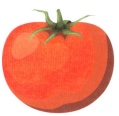

| 寒性 | 甘 酸 **ユズ**
脾の働きを助け
気の巡りを促す |

脾胃の働きを補うことで、食欲不振や消化不良を改善。二日酔いにもよい

| 寒性 | 甘 **スイカ**
のどの乾きを癒やし
熱を排除する |

夏が旬のフルーツの代表。みずみずしさが乾きを癒やし、体内を冷やす

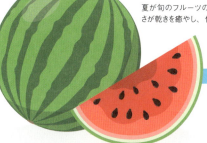

寒

| 寒性 | 甘 **レンコン**
のどの痛みと
咳に効く特効薬 |

体内の熱を冷まして潤わせ、呼吸器の不調を改善。血を巡らせる効果もある

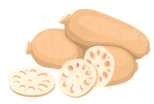

COLUMN

Dr.於菟

寒性食材の代表格といえばバナナやメロン、キウイフルーツなど南国フルーツ。冷え性の人は加熱してジャムにしたり、常温で食べましょう。

| 寒性 | 甘 **豆腐**
肺の熱を取り
咳をやわらげる |

体内にこもった熱をとり、潤わせるほか、胃の働きを補い、消化吸収を促す

第 5 章 食養生を楽しむ

131

食薬図鑑

薬にもなる食材「食薬」のなかでも、手軽に手に入り、効能も高い6品を紹介します。

クコの実 ［枸杞子］

五性 平 五味 甘

肝に血を、腎に精を補う作用に優れ、滋養強壮や不老長寿の生薬ともいわれる。視力低下やドライアイなど目の不調にも効果がある。杏仁豆腐などのデザートから炒め物まで、どんな食材とも合わせやすい。

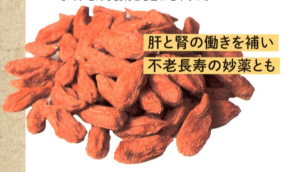

肝と腎の働きを補い不老長寿の妙薬とも

ナツメ ［大棗］

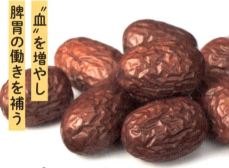

"血"を増やし脾胃の働きを補う

五性 温 五味 甘

干したナツメ（棗）の生薬を大棗といい、「1日3個のナツメを食べると100歳まで老いない」というほど。血を補い、脾胃を丈夫にする働きで知られ、滋養強壮、疲労回復などに効果的。甘味があるので、ドライフルーツとして常食するのもよい。

百合根 ［百合］

五性 寒 五味 苦 甘

心と肺を潤す作用がある食薬。肺の熱を冷ますことで咳を止める。また心の熱を取り除き、心身を安定させ、精神の不安や高ぶり、動悸などを解消する。スープやお粥などとよく合う。寒証で、お腹に不調がある人は使用しないこと。

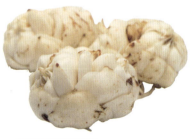

心肺を潤し精神の不安を鎮める

代表的な「食薬」となるショウガやナツメ（乾燥）、クコの実などは常備して活用するとよいでしょう。

さらに、夏の暑い時期は、熱を取り除く「緑豆」のほか、夏野菜や、夏バテに効果のある「人参」がおすすめです。乾燥する秋は肺や肌を潤わせる「百合根」を。このように、自分の体調や体質、季節に合わせ、予防的に食べるとよいでしょう。

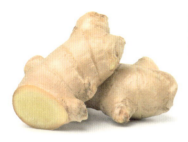

血の巡りを促してからだを温め、食欲増進の効果もある
ショウガ ［生姜］

五性 温　五味 辛

からだを温める代表的な食材。発汗や血の巡りを促すことで病気の原因となる邪を取り除く。また、辛味が食欲を促し、食欲不振などにも効果的。初期かぜや温まりたいときにはショウガ湯、食欲が無い夏にはジンジャーエールなどがお手軽。

緑豆 ［緑豆衣］

五性 涼　五味 甘

夏の暑い時期など、体内にこもった熱を取り、乾きを解消する効果がある。夏バテ予防としてもぴったりで、中国では小豆でなく緑豆のお汁粉も定番。利尿効果もあり、むくみの解消にも役立つため、湿度の高い梅雨〜夏には積極的に取りたい。

人参 ［おたね人参、高麗人参］

五性 温　五味 苦 甘

肺と脾胃の機能を高め、血を補い、心身の安定を図る作用があり、全身の元気を回復させる生薬。熱で水分が消耗した際などは津液を補う働きも。人参、鶏肉、ナツメ、モチ米などと煮込んだ韓国料理「サンゲタン」は夏に最適。実証・熱証には不適。

"気"を養う強い力があり、さまざまな不調に効果的

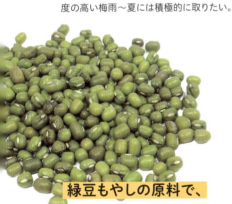

緑豆もやしの原料で、夏バテ予防に効き目あり！

第5章 食養生を楽しむ

133

Column

季節に効く カンタン 養生茶

　最古の医学書といわれる『黄帝内経』には、"季節に調和して生活することが健康で長生きする秘訣"と記されています。たとえば、
　「春」は冬に落ちた代謝を上げるため、気を巡らせる食材や、肝機能を活発にさせるものを取り入れます。
　「夏」は湿気と熱がこもりがちなので、熱を取り、発汗を促すものを。

　「秋」は乾燥しやすくなるので、からだに潤いを与えるものを食します。
　「冬」はからだを温め、血の巡りがよくなるものを選びます。
　このように、旬の食材を取り、四季に合わせて過ごすというのが最も基本的な養生法です。難しく考えず、日常のお茶に養生的なひと工夫をするだけでも十分ですよ。

春夏秋冬に取り入れたい養生茶

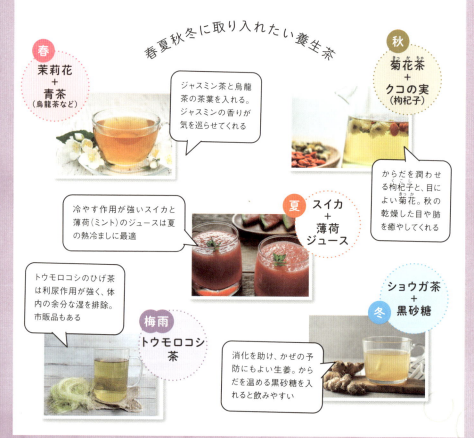

春 茉莉花 + 青茶（烏龍茶など）
ジャスミン茶と烏龍茶の茶葉を入れる。ジャスミンの香りが気を巡らせてくれる

秋 菊花茶 + クコの実（枸杞子）
からだを潤わせる枸杞子と、目によい菊花。秋の乾燥した目や肺を癒やしてくれる

夏 スイカ + 薄荷ジュース
冷やす作用が強いスイカと薄荷（ミント）のジュースは夏の熱冷ましに最適

梅雨 トウモロコシ茶
トウモロコシのひげ茶は利尿作用が強く、体内の余分な湿を排除。市販品もある

冬 ショウガ茶 + 黒砂糖
消化を助け、かぜの予防にもよい生姜。からだを温める黒砂糖を入れると飲みやすい

ツボ療法を楽しむ

漢方薬治療とならぶ治療法として、ツボ療法があります。
ツボを押すとなぜ効果があるのか、
どんな方法があるのかなどを解説します。

ツボ療法①

鍼灸治療ってなに？

鍼治療と灸治療を合わせて「鍼灸治療」といいます。鍼と灸、それぞれの特性があり、鍼灸師は患者の症状に合わせて鍼と灸を使い分けます。

からだの表面に刺激を与え、人間の生体維持の機能を利用するのが鍼灸治療

　鍼と灸の治療に共通しているのは、「からだの表面に刺激を与える」ということ。人間のからだは、刺激を与えると、それを守ろうとする反応が起き、逆に興奮状態にあるときはそれを鎮静化しようとする反応が起きます。鍼灸治療では、そうしたからだの反応を利用して、病気の治療や予防を行います。たとえば灸治療では、体表にごく小さな火傷を残し、それを修復しようとするからだの機能（恒常性維持機能）を利用して、患部周辺の治療を行います。

　また、人間のからだには気の通り道である経絡が流れています。鍼灸治療では、その経絡上にある経穴（ツボ）に刺激を与えることで、人間のエネルギー源である気の流れを調整し、治療を行います。WHO（世界保健機関）でもその効果は認められ、日本国内でもさまざまな症状が保険適用の範囲となっているだけでなく、欧米各国を中心に治療に用いられています。

Pick Up!

WHOも認める鍼灸治療

鍼灸治療は中国で生まれた医学ですが、WHOもその存在を公認し、2006年にはWHOによって361の経穴が正式に認められました。今日では、西洋医学だけで対処できない疾患に対して、また治療効果を高めるため、鍼灸治療が併用されているほどです。

鍼灸治療で健康保険も使える！

保険が適用される症状	
神経痛	坐骨神経痛など。からだの部位は問わない
リウマチ	急性、慢性で各関節が腫れて痛むなど
腰痛症	慢性の腰痛、ギックリ腰など
五十肩	肩関節が痛く、腕が上がらないなど
頸肩腕症候群	頸部（首）から肩、腕にかけてのしびれや痛み
頸椎捻挫後遺症	頸部の外傷、ムチウチ症など

鍼灸の医療的な効果

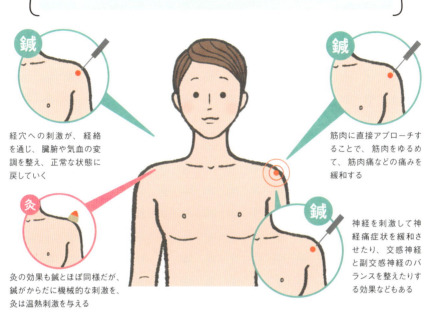

経穴への刺激が、経絡を通じ、臓腑や気血の変調を整え、正常な状態に戻していく

筋肉に直接アプローチすることで、筋肉をゆるめて、筋肉痛などの痛みを緩和する

灸の効果も鍼とほぼ同様だが、鍼がからだに機械的な刺激を、灸は温熱刺激を与える

神経を刺激して神経痛症状を緩和させたり、交感神経と副交感神経のバランスを整えたりする効果などもある

鍼治療

鍼治療は、金属の鍼を使ってからだの表面に機械的な刺激を与え、腰痛や神経痛、内臓の病気などの治療・予防を行います。鍼は非常に細いため、患者に痛みを感じさせずに治療することもできます。

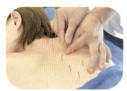

鍼で気血の巡りを改善。即効性も期待できるといわれている

こんな効果あり！
- 肩こり、腰痛、頭痛などの緩和
- 内臓症状の緩和や治療
- 自律神経のバランスを整える

灸治療

灸治療は、小さく捻じったもぐさの先に火をつけて温熱的刺激を与えて治療します。体表にごく小さな火傷を残し、それを修復しようとするからだの機能を利用することもあります。

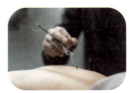

近年は極めて小さなもぐさを用いるため熱さを感じないことも

こんな効果あり！
- 肩こり、腰痛、頭痛などの緩和
- 内臓症状の緩和や治療
- 冷え性、不眠、逆子などの諸症状

第6章 ツボ療法を楽しむ

> ツボ療法②

経絡とツボの関係

経絡は気や血の通り道。ツボ（経穴）は経絡と体表を結ぶ窓のような役割を果たし、ツボを鍼や灸で刺激することで気血の流れを整えます。

経絡は気の通り道、ツボは経絡と体表を結ぶ窓

　経絡とは、からだの中を巡っている気や血の通り道のこと。経絡の「経」とは経脈、「絡」とはその支流である絡脈のことをいいます。

　経絡は五臓六腑とつながっており、肺の気、胃の気などそれぞれの臓腑の気が経絡の中を流れます。そのため、五臓六腑の調子が悪いときは、その経絡上にあるツボを鍼や灸などで刺激して治療を行います。ツボに刺激を与えることで、経絡の気の流れを調整することができます。

　気が滞る（気滞）と、五臓六腑が正常に機能しなかったり、気力を失って精神的に不安定な状態になったりします。また、「気血」と表現するように、気の流れが滞ると血の流れも滞ります。血は五臓六腑や筋肉、皮膚、骨などからだの組織に栄養を与えていますので、その流れが滞ると、からだのすみずみに栄養が行き渡らなくなります。

　鍼灸は、こうした気滞の状態を解消したり、臓腑そのものの気を強化（あるいは抑制）したりすることで、病気の予防や治療を行うのです。

Pick Up！

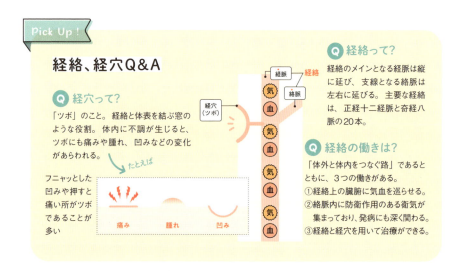

経絡、経穴Q&A

Q 経穴って？
「ツボ」のこと。経絡と体表を結ぶ窓のような役割。体内に不調が生じると、ツボにも痛みや腫れ、凹みなどの変化があらわれる。

たとえば
フニャッとした凹みや押すと痛い所がツボであることが多い

痛み　腫れ　凹み

Q 経絡って？
経絡のメインとなる経脈は縦に延び、支線となる絡脈は左右に延びる。主要な経絡は、正経十二経脈と奇経八脈の20本。

Q 経絡の働きは？
「体外と体内をつなぐ路」であるとともに、3つの働きがある。
①経絡上の臓腑に気血を巡らせる。
②絡脈内に防衛作用のある衛気が集まっており、発病にも深く関わる。
③経絡と経穴を用いて治療ができる。

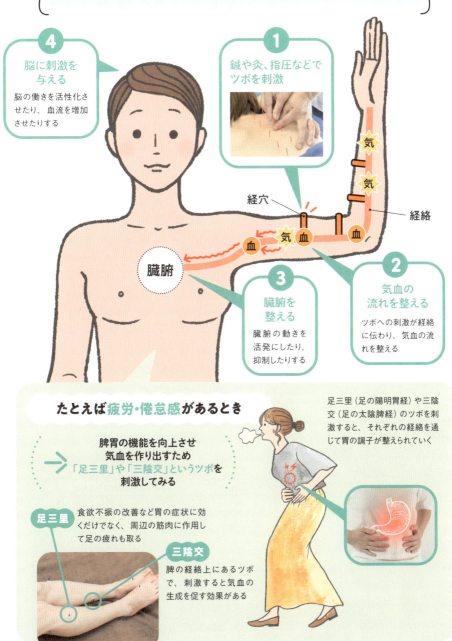

ツボ療法③

経絡とその種類

経絡には、正経十二経脈という12本の経脈（左右で24本）と、奇経八脈という8本の経脈、そこから派生する絡脈があります。

> 鍼灸治療でおもに用いるのは、
> 正経十二経脈と奇経八脈

　経脈には、正経十二経脈と奇経八脈があります。その名の通り、経脈の数はそれぞれ12本、8本になります。WHOが認定した361のツボ（経穴）は正経十二経脈と、奇経八脈に属する経脈（督脈、任脈）上にあります。そのため、正経十二経脈と督脈、任脈の14の経脈を「十四経脈」とも呼びます。

　各経脈には名前がついており、たとえば肺の経脈は「手の太陰肺経」と呼びます。この名前を分解すると、まず12の経脈のうち6本は手を、6本は足を流れており、肺経の場合は手を流れているため「手の」となります。ま

た、五臓六腑（心包を含めた六臓六腑）のうち五臓（六臓）は陰の経絡（陰経）、六腑は陽の経絡（陽経）につながり、六臓の肺は陰経の経脈につながります。陰と陽は、その気の流れる強さなどによって3つずつに分けられており、陰は太陰、少陰、厥陰、陽は太陽、陽明、少陽となります。肺の場合は「太陰」になります。これが「手の太陰肺経」という名称の構造です。そして12の経脈は「手の太陰肺経」から「足の厥陰肝経」まで、すべてつながっています。

　また、奇経八脈の督脈は背中側、任脈は腹側の中心を通る経脈です。

Pick Up !

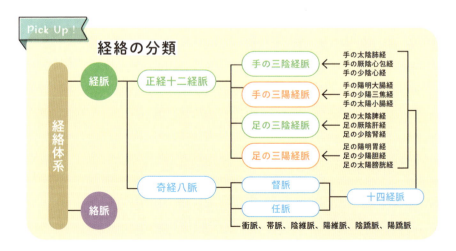

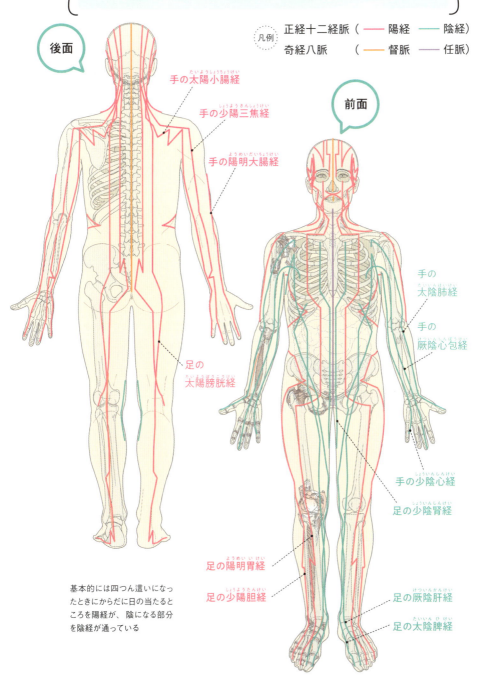

ツボ療法 ④

ツボ（経穴）とその種類

経脈はからだ中を通っており、直接治療はできません。そこで鍼灸や指圧で治療を行うときは、経脈上にある経穴を刺激します。

鍼灸治療では人のからだにある 361のツボを刺激して治療する

鍼灸や指圧で治療を行うときは、経脈上にあるツボを刺激します。それにより、経脈の気滞（気血の流れが悪くなる状態）を解消したり、経脈につながる五臓六腑の調子を整えたりします。ただし、経脈上のどの経穴でも効果があるわけではありません。特定の病気の治療として使われるのは、主に「五要穴（原穴、郄穴、絡穴、募穴、兪穴／背部兪穴）」と、手足の末端近くにある「五兪穴（井穴、榮穴、兪穴、経穴、合穴）」です。

経脈の気血の流れが弱いときは、その経脈上で最も気が集まる原穴を刺激します。また、急性の病気に対しては郄穴を、反対に慢性の病気に対しては絡穴を刺激します。

このほかの治療穴としては、臓腑の気が集まりやすい「募穴」と「兪穴（背部兪穴）」があります。募穴、兪穴は必ずしも臓腑の経脈上になく、兪穴は「足の太陽膀胱経」上に多く存在します。たとえば胃の募穴は中脘（督脈）、兪穴は胃兪（足の太陽膀胱経）になっています。

Pick Up !

治療に使うおもなツボ
〜足の陽明胃経の場合〜

足の陽明胃経には45個のツボがありますが、急性の胃の痛みや下痢のときなどは胃の郄穴である梁丘を使い、慢性の胃の痛みに対しては絡穴の豊隆を刺激し治療します。また、胃の気が上逆して起こる悪心や吐き気などの症状のときは、足の陽明胃経の井穴である厲兌を使います。

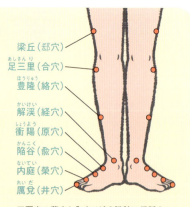

梁丘（郄穴）
足三里（合穴）
豊隆（絡穴）
解渓（経穴）
衝陽（原穴）
陥谷（兪穴）
内庭（榮穴）
厲兌（井穴）

五要穴の募穴と兪穴は違う臓腑の経脈上にある場合もある

ツボの位置と探し方

おもなツボのある場所と効果

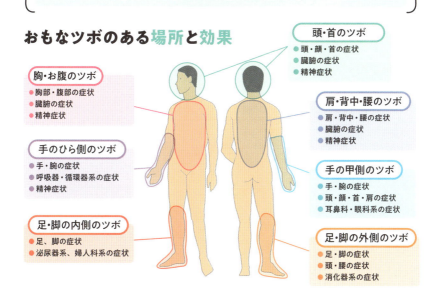

- 頭・首のツボ
  - 頭・顔・首の症状
  - 臓腑の症状
  - 精神症状
- 胸・お腹のツボ
  - 胸部・腹部の症状
  - 臓腑の症状
  - 精神症状
- 肩・背中・腰のツボ
  - 肩・背中・腰の症状
  - 臓腑の症状
  - 精神症状
- 手のひら側のツボ
  - 手・腕の症状
  - 呼吸器・循環器系の症状
  - 精神症状
- 手の甲側のツボ
  - 手・腕の症状
  - 頭・顔・首・肩の症状
  - 耳鼻科・眼科系の症状
- 足・脚の内側のツボ
  - 足、脚の症状
  - 泌尿器系、婦人科系の症状
- 足・脚の外側のツボ
  - 足・脚の症状
  - 頭・腰の症状
  - 消化器系の症状

ツボの位置を確認する方法（取穴 しゅけつ）

取穴の際には、骨の突起やくぼみ、筋肉の溝や隆起した部分など、からだの目印になる部分から、指を使ってツボまでの長さを測ります。右図の三陰交（さんいんこう）というツボは、内果（内くるぶし）のてっぺんから上に3寸（指4本分）の位置になります。

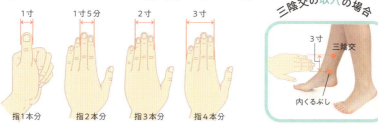

三陰交の取穴の場合

ツボを触ってわかる症状

その1 実（じつ）の反応
ツボを押すと痛い、しこりがある、ツボ周囲の筋肉が緊張している

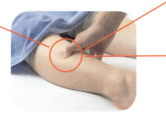

その2 虚（きょ）の反応
ツボを押すと気持ちがいい、ツボのある位置の肌が凹んでいる、押すとフニャッとして力がない

その3 その他の反応
ツボとその周囲がむくんでいる、冷えている、乾燥しているなど

ツボ図鑑

361のツボは、すべて治療効果が異なります。ここでは代表的なツボの位置と治療効果を紹介します。

頭部・顔面部のツボ

頭部や顔面部にあるツボは、首・肩こりや目、耳、鼻、口などの諸症状、五感の症状に効果があります。

攢竹（さんちく）
治療効果：疲れ目、かすみ目といった目の症状、疲れているときのリフレッシュなど
位置：眉毛の内端のくぼみ

百会（ひゃくえ）
治療効果：めまい、頭痛、鼻づまりの改善など。また、自律神経を整え、リラックスさせる
位置：両耳の先端を結んだ線と体の中心線が交差するところ

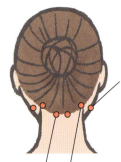

完骨（かんこつ）
治療効果：首・肩こり、不眠などの改善。また、自律神経を整え、リラックスさせる
位置：耳の後ろの骨の突起下にあるくぼみ

太陽★（たいよう）
治療効果：頭痛、疲れ目、目の充血の改善。疲れているときのリフレッシュなど
位置：眉の外端と目尻を結んだ線の真ん中から少し後ろにある、こめかみのくぼみ

翳風（えいふう）
治療効果：めまい、頭痛、吐き気、耳鳴り、難聴などの改善
位置：耳の付け根、耳たぶの裏側で、口を開けると凹むところ

風池（ふうち）
治療効果：首・肩こり、疲れ目、かぜの予防や初期症状の改善
位置：後頭部の骨のくぼみ。首後部の中央から指3本分外側

天柱（てんちゅう）
治療効果：首・肩こり、疲れ目、鼻水、鼻づまりなどの改善
位置：後頭部の太い筋肉が頭蓋骨に触れる部分の外側のくぼみ

指圧のコツ！

百会や太陽などは中指で指圧しても効果があります。ゆっくり押し、ゆっくり力を抜くという行為を5回ほど繰り返します。

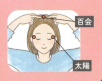

★＝奇穴

第6章 ツボ療法を楽しむ

ツボは鍼灸の治療に用いますが、デリケートな部分にあるツボには強い刺激が与えられないこともあります。その場合は、指圧やマッサージなどでも効果があります。なおツボはWHOが公認した361以外にも数多くあります。その中でも奇穴と呼ばれるツボは治療効果も高く、ここでは★を付けて紹介しています。

手・腕のツボ

手や腕にあるツボは、首・肩こりや腕のしびれ、だるさのほか、ストレス解消やかぜの諸症状などにも効果があります

合谷（ごうこく）
治療効果：頭痛、疲れ目、肩こり、下痢・腹痛の改善。ストレス緩和や集中力アップなど、さまざまな効果がある
位置：手の甲側、親指と人差し指の骨がV字を作る少し上の凹み

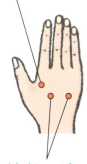

消濼（しょうれき）
治療効果：ツボ周辺のこりをほぐすことで肩こり解消の効果がある
位置：肘頭と肩の外縁の中間で、上腕骨の内側（小指側）

手三里（てさんり）
治療効果：肩こり、寝違えによる首・肩の痛みの改善
位置：親指を上にして肘を曲げたときにできるしわから手首に向かって指3本分の凹み

腰腿（痛）点（ようたいつうてん）★
治療効果：ぎっくり腰、坐骨神経痛などの急性、慢性の腰痛の緩和
位置：①人差し指と中指の骨が交わる場所のやや上、②薬指と小指の骨が交わる場所のやや上の2カ所

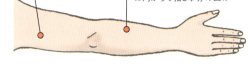

尺沢（しゃくたく）
治療効果：花粉症、鼻水・鼻づまり・咳といったかぜの諸症状の改善など
位置：肘を曲げたときに親指側にできる筋肉の外側（親指側）の凹み

内関（ないかん）
治療効果：緊張緩和や、不安の解消、車酔いや不眠にも効果がある
位置：手首の内側のしわの中心から指3本分、縦に2本通る筋の間

指圧のコツ！

合谷や腰腿（痛）点は、親指をツボに当て、他の指とともに手を挟み込むようにして、親指でまっすぐに押します。

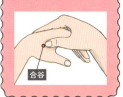

145

胸部・腹部 のツボ

胸部・腹部にあるツボは、胸部、腹部の痛み、胃腸症状、婦人科系の症状などの解消、改善に効果があります。

中脘（ちゅうかん）
治療効果：食欲不振・消化不良の改善・解消、冷え性の改善など
位置：みぞおちとへそを結んだ線の中間点

膻中（だんちゅう）
治療効果：緊張や不安感、倦怠感の解消、精神安定、胸部の痛みの改善など
位置：左右の乳頭（ちくび）の中間、からだの中心（正中線上）にある

水分（すいぶん）
治療効果：代謝を促して体内の余分な水分を除き、むくみを改善
位置：からだの中央線（任脈上）にあり、へその中央から指1本分上のところ

関元（かんげん）
治療効果：婦人科系疾患、排尿障害、下腹部の冷えの解消などのほか、更年期のさまざまな症状の改善
位置：へそから足元に向かって指4本分のところ

天枢（てんすう）
治療効果：食べ過ぎ、飲み過ぎによる胃もたれといった消化器症状の改善。腹部膨満感解消のためのガス抜きなど
位置：へその真横の指3本分のところ

指圧のコツ！
中脘や関元を指圧する場合は、中指をツボに当て、人差し指と薬指を添えて、やや前かがみの姿勢で優しく押します。

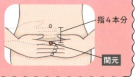
指4本分
関元

肩背部・腰部 のツボ

肩背部・腰部にあるツボは、首・肩こり、腰痛などの治療に使いますが、背部には五臓六腑に関連する「兪穴」が並んでいます

肩井 (けんせい)
治療効果：肩こり、首の痛みなどの症状の緩和・解消
位置：手を左右反対側の肩に当てて中指が触れるところ。中指で押すと肩こりの痛みを感じる

天宗 (てんそう)
治療効果：肩、背中から腕にかけてのだるさ・痛みを伴うような肩こりの改善
位置：肩甲棘の中央と肩甲骨の下角を結び、肩甲棘から3分の1下がったところにある凹み

胞肓 (ほうこう)
治療効果：腰痛、腰のだるさ、排尿障害の改善など
位置：上後腸骨棘（腸骨稜の後端にあるゆるやかな突起）の斜め下

肩外兪 (けんがいゆ)
治療効果：首・肩こり、ムチウチ症の緩和など
位置：肩甲骨の一番上の尖端部の内側。首筋につながる肩甲挙筋に触れる

大腸兪 (だいちょうゆ)
治療効果：腰痛、腰のだるさなどの解消。坐骨神経痛などの症状や便秘の緩和にも
位置：骨盤の上端の高さで、背骨から指2本分外側

指圧のコツ！
自分の指で指圧することができない背部や腰部のツボは、床に仰向けに寝転び、床とツボの間にテニスボールを入れて押す方法でもセルフケアできます。

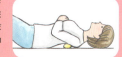

第6章 ツボ療法を楽しむ

脚・足 のツボ

脚・足にあるツボは、腰下肢（腰、膝、脚、足など）の症状や婦人科系の症状、冷え性などにも効果があります。

陰陵泉（いんりょうせん）
治療効果：女性生殖器・泌尿器の症状全般、冷え性、腰・膝・足の症状の改善
位置：内くるぶしから骨の内側を真上になぞっていき、指が止まるところ

三陰交（さんいんこう）
治療効果：婦人科系の症状全般、冷え性、肩や首の痛み、だるさ・のぼせ感の緩和・解消など
位置：内くるぶしから指4本分上。すねの内側の骨際

梁丘（りょうきゅう）
治療効果：急性の胃痛、胃もたれ、腹痛、下痢などの症状の緩和
位置：膝蓋骨（膝の皿）の外側上角から指3本分上

照海（しょうかい）
治療効果：血流や水分代謝をよくし、むくみの解消や排尿障害の改善、疲労回復などに効果がある
位置：内くるぶしの頂点から指2本分ほど下にある凹み

足三里（あしさんり）
治療効果：腹痛、下痢といった胃腸障害、膝痛や足のしびれ、疲れ、全身の倦怠感などの解消
位置：膝蓋骨のすぐ下、外側にあるくぼみから指3本分下。前脛骨筋上にある

承山（しょうざん）
治療効果：腰痛、膝痛、脚の疲れやだるさの解消など
位置：膝裏とアキレス腱（くるぶしの高さ）の中間点

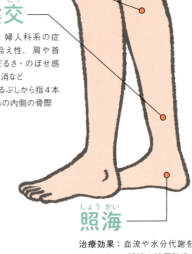
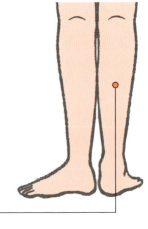

太衝（たいしょう）

治療効果：イライラや頭痛、目の疲れの緩和・解消など
位置：親指と人差し指の骨が交差するV字の凹み。親指の骨に沿って足首方向になぞると指が止まるところ

足臨泣（あしりんきゅう）

治療効果：締め付けられるような頭痛（こめかみの痛みなど）の鎮痛作用がある
位置：薬指と小指の骨が交差するV字の凹み

至陰（しいん）

治療効果：灸治療で逆子の矯正
位置：小指の外側の爪の根元

裏内庭★（うらないてい）

治療効果：食あたりや食中毒、食べ過ぎによる症状などの緩和
位置：人差し指を折り曲げたとき、指の腹が触れるところ

太白（たいはく）

治療効果：胃腸機能の低下、食欲減退などの改善。また、痛風による足（親指）の痛みを軽減する効果もある
位置：土踏まずから指で親指方向になぞり、指が止まるところ

湧泉（ゆうせん）

治療効果：疲労回復、冷え性や不眠の改善など。ツボの名前は「生命力が湧き出てくる」という意味
位置：指を曲げたときに最も凹むところ

失眠★（しつみん）

治療効果：不眠症状の改善
位置：かかと中央のくぼみ

指圧のコツ！

不眠に効果のある失眠穴は灸治療が一般的ですが、指圧の場合は親指同士を重ねて押したり、こぶしを作って中指の第二関節で押すと効果的です。

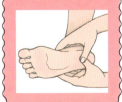

第6章 ツボ療法を楽しむ

鍼灸治療①

鍼治療ってどんなもの?

2000年以上の歴史をもつ鍼灸治療は、「陰陽五行」に「気」の思想を加えて体系化され、さらに西洋医学の治験を取り込んで進化しています。

からだの表面に機械的な刺激を与え、病気の治療や予防を行う"鍼治療"

鍼灸治療の歴史は古く、2000年以上前の中国の文献にも記されています。最初は経験療法から始まった治療法ですが、そこに「陰陽五行」や「気」の思想などが加えられ、体系化されました。さらに現代では、解剖学や生理学など西洋医学の治験も取り入れられています。それにより治療効果が高まっただけでなく、症状によっては健康保険の適用も認められています。

鍼治療は、細い金属製の鍼を使って人間の体表に刺激を与え、からだに起きる反応を利用して治療するもの。反応というのは、痛みから身を守ろうとする生体防御反応や、痛みを軽減する鎮静化物質の放出、血流の促進などです。また、熱をもったり興奮したりしているからだに対しては強い刺激（瀉法）でこれを鎮め、弱ったり衰弱しているからだに対しては軽い刺激（補法）でこれを補う「補瀉」の技術なども用いられます。

Pick Up !

代表的な鍼の種類

鍼治療では、症状に応じてさまざまな種類・長さの鍼が用いられます。

毫鍼（ごうしん）

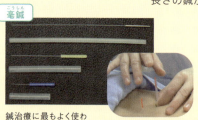

鍼治療に最もよく使われる鍼。一般的に使われているのは、ステンレスの鍼にプラスチックの柄が付いた使い捨てのもの

毫鍼を管に入れてからだに刺す管鍼法。鍼の柄の部分（鍼柄）を軽く叩いてからだに鍼を刺入する

円皮鍼（えんぴしん）

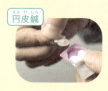

プラスチックの突起を粘着テープで貼るタイプの円皮鍼は、資格が不要。セルフケアにもおすすめ

鍉鍼（ていしん）

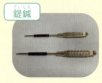

鍼刺激の苦手な人や小児の治療に使われる、「刺さない鍼」

鍼を刺すテクニック

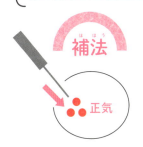

人のからだを流れる正常な気（正気）が不足し、疲れやすかったり、衰弱したりしているときの治療法。患者に苦痛を与えないように鍼を刺し、気を補います。

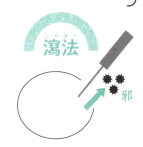

人体に害を及ぼす邪を排出・移動させることで、からだの亢進状態や熱などを除き、生命活動を正常にします。鍼治療では強い刺激を与えることもあります。

鍼治療のいろいろな方法

鍼の刺し方で効果が異なるよ！

● 弱刺激での刺鍼（補法に向いた刺鍼）

単刺術（たんし）	鍼を目的の深さまで刺入したらすぐに抜く方法
振せん術（しん）	刺した鍼に手で振動を与える方法
管散術（かんさん）	鍼を使わず、鍼管だけを立てて、その上端を叩く方法
随鍼術（ずいしん）	患者の呼吸に合わせて鍼を刺し、抜く方法
内調術（ないちょう）	刺した鍼の鍼柄を鍼管で叩き、鍼体に動揺を与える方法

● 中刺激での刺鍼（補法／瀉法両方で用いる刺鍼）

置鍼術（ちしん）	鍼をからだに刺し、刺した状態をしばらく維持してから抜く方法
旋撚術（せんねん）	鍼を左右交互に半回転ずつ捻りながら刺し、抜く方法
雀啄術（じゃくたく）	鍼を刺すとき、または刺した後に鍼を上下に動かす方法
刺鍼転向法（ししんてんこう）	鍼の方向を修正するとき、鍼を皮下まで抜き、再び刺入する方法

● 強刺激での刺鍼（瀉法に向いた刺鍼）

間歇術（かんけつ）	鍼を目的の位置まで刺したら、半分抜いて止める。これを繰り返す方法
回旋術（かいせん）	鍼を右（または左）に回しながら刺入し、反対方向に回しながら抜く方法
副刺激術	刺入した鍼の周囲を鍼管や指の先で叩く方法
屋漏術（おくろう）	鍼を刺す深さを3等分し、各深度で雀啄（じゃくたく）※を行いながら刺入・抜鍼する方法
示指打法	刺した鍼に再び鍼管をかぶせ、弾入時のように鍼管の上端を叩く方法

※鍼を刺入して上下に動かす

鍼灸治療②

灸治療ってどんなもの?

灸治療も鍼治療同様、長い歴史をもつ治療法で、やはり陰陽五行、「気」の思想、さらに西洋医学の治療法を取り入れて進化しています。

からだの表面に温熱刺激を与え
免疫力の強化などを図る"灸治療"

灸治療では、経絡の気の流れを調整し、関連する臓腑やからだの器官に働きかけて病気の予防や治療を行います。鍼治療との違いは、灸治療の場合は経穴（ツボ）に温熱刺激を与えるということです。具体的には、小さくひねったもぐさなどを燃焼させて温熱的刺激を与えます。

灸治療には有痕灸（直接灸）と無痕灸（間接灸）の2種類があります。有痕灸では、患部やその周辺にごく小さな火傷を作り、その火傷を修復しようとするからだの機能（恒常性維持機能）によって患部周辺も治療します。

一方で無痕灸は、もぐさと肌の間に台座や物を置いたり、燃焼している部分を直接肌に触れさせずに近づけたりするだけで治療するため、火傷の痕が残りません。

また、鍼治療と同じく、灸治療でも補瀉の技術が行われます。基本的には、有痕灸を「瀉」に、無痕灸を「補」に使います。

> Pick Up!

お灸は熱いもの?

「お灸を据える」という言葉があるように、灸治療には「熱い」「怖い」といったイメージがあるかもしれません。たしかにひと昔前のお灸は「熱い」ものでした。現在の灸は米粒ほどのごく小さなサイズですが、昔は指頭くらいの大きさのお灸（右写真）を燃え尽きるまで肌の上に乗せ、わざと大きめの火傷を作ることもありました。その火傷が化膿すると、化膿を修復しようとしてさらにからだの反応が強くなるからです。しかし現在では、このような刺激の強い灸治療は行われなくなっています。

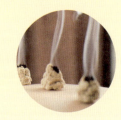

灸治療の*種類*

有痕灸

有痕とは、皮膚の上に痕を残すという意味。直接皮膚にもぐさを置き、強めの温熱刺激を与えて治療する。

透熱灸（とうねつきゅう）

皮膚上のツボや、筋肉が凝っているところにもぐさを直接置き、これに火をつけて熱刺激を与える。肌に小さな火傷を残し、それを修復しようとする生体反応が患部を治療する。

焦灼灸（しょうしゃく）

もぐさの燃焼部分が直接肌に触れるくらいまで置き留め、強い温熱刺激を与える。熱いお灸を好む患者への治療のほか、いぼ、たこなどの除去にも用いられる。

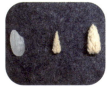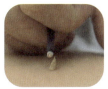

灸治療によく使われるもぐさは米粒大か半米粒大。線香で火をつけ、もぐさが7〜8分燃えたところで取り除くが、有痕灸の場合は燃え尽きるまで乗せておくこともある。

無痕灸

皮膚に灸痕を残さず、ほどよい温熱刺激を与えて治療する。熱い灸が苦手な患者や、小さな子どもなどに用いる。

棒灸

温灸の一種。ローソクのような棒状の温灸に点火したら、肌に直接灸を触れさせず、少し離れた位置から熱（輻射熱）を当てて患部を温める。

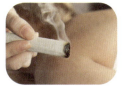

台座灸

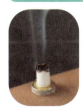

台座の上に和紙などでくるんだ円筒状のもぐさを乗せて燃焼させる隔物灸。火は直接肌に触れないが熱を患部に伝える。市販のものもあり、セルフケアもできる。

隔物灸

もぐさと皮膚の間に塩やショウガ、ニンニクなどの物を置いて、肌に直接火が触れないようにする治療法。灸の温度を調整できるだけでなく、間に挟む物の効能も利用できる。

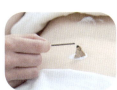

鍼と灸を組み合わせた治療法

鍼・灸の両方の治療法を組み合わせて行う場合もあります。代表的な治療法は、からだに刺した鍼の柄の部分にもぐさを取り付けて火をつける灸頭鍼です。鍼の機械的刺激と灸の温熱刺激が融合して治療の相乗効果が発揮されます。

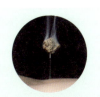

> その他の治療

手技療法ってどんなもの?

東洋医学の治療法には、鍼灸のような道具を使わず、手で直接行うものや、自分で気の流れを調整する気功のように、セルフケアできるものもあります。

鍼灸と同じく国家資格が必要な治療
"按摩・指圧・マッサージ"

東洋医学には、鍼灸のように道具を使わず、手で行う治療法もあります。これらは「手技療法」と呼ばれ、代表的なものには按摩があります。按摩の歴史は長く、中国の医学書の古典『黄帝内経』(→P.6)にもその記述があるほどです。按とは「おさえること」、摩は「なでること」を意味し、手でなでたり、さすったり、揉んだりすることで、気血の流れを促します。結果、臓腑の調子を整えることができます。

按摩はその後中国で推拿と呼ばれて伝えられていますが、日本ではそのまま按摩という名称で伝えられています。さらに日本では、按摩の手法に柔道整復やカイロプラクティックなどの技術を取り入れた指圧や、西洋から導入されたマッサージも手技療法として広く普及しています。そして「あん摩マッサージ指圧師」という国家資格をもった施術者だけがこれらの治療を行うことができます。

指圧や柔道整復は日本発祥の治療法で、マッサージは西欧から伝わった治療法ですが、気血の流れを整えたり、人の自然治癒力を用いたりするという意味では中国発祥の鍼灸、按摩との共通点があります。

> Pick Up!

瘀血の解消に利用される"吸玉"

手技療法が"押す"ことで血の流れを促すのに対し、吸玉(吸角、カッピングともいう)は、ガラスのカップを皮膚に吸着させて皮膚を吸い上げ、解放することで血行を促進する治療法。血管に刺激を与え、瘀血の治療などに用いられるほか、筋肉のこりや張りを改善する効果もあります。

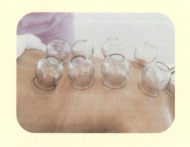

手技療法の種類

按摩

中国で古来用いられ、奈良時代頃に日本に伝来したといわれる手技療法。手のひらや指、こぶし、肘などを使い、揉む、叩く、押すといった行為で気血やリンパの流れを整えたり、筋肉中の疲労物質を排出したりする。

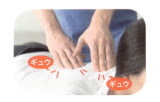

マッサージ

マッサージの技術は西洋から伝来した。治療法は按摩とよく似ているが、按摩や指圧はからだの中心から末梢に向かって刺激を与えるのに対し、マッサージはからだの末梢から中心に向かって刺激を加えるのが特徴。

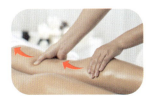

指圧

按摩の技術に柔道整復の技術などを取り入れて日本で独自に発達した手技療法。手のひらや親指などでツボを刺激して治療するため、「ツボ療法」とも呼ばれる。大正〜昭和期に浪越徳治郎氏が広く普及させた。

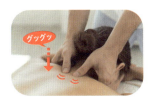

柔道整復

柔道整復は、骨折、脱臼、捻挫、打撲や、筋・腱の損傷(挫傷)などに対して行う治療のこと。治療は整骨院や接骨院で受けられ、国家資格の柔道整復師は、一般的には、ほねつぎ、整骨師、接骨師などとも呼ばれている。

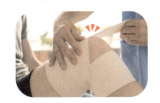

気功、太極拳とはなに?

気功の源流は古代中国の呼吸法・運動法である「導引術」といわれ、そこに道教の思想などが加えられ、体系化されました。からだの気血の流れを整え、また人間が本来もつ気の力(内功)を強くして病気から身を守ります。太極拳も動きながら行う気功法と考えられていますが、太極拳には療法だけでなく武術(護身術)としての一面もあり、近年では、腰や膝の治療、転倒防止や認知症の予防などに気功・太極拳の効果があるとのエビデンス(根拠)も出され、研究が進んでいます。

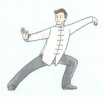

Column

鍼灸グローバル化の最前線

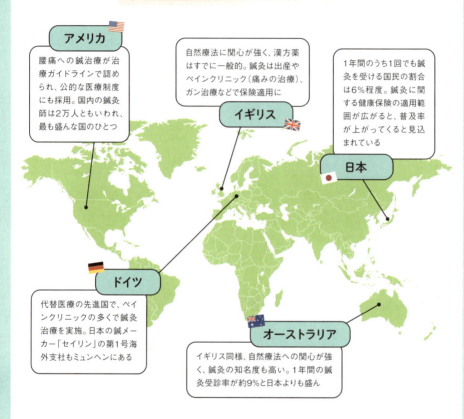

アメリカ
腰痛への鍼治療が治療ガイドラインで認められ、公的な医療制度にも採用。国内の鍼灸師は2万人ともいわれ、最も盛んな国のひとつ

イギリス
自然療法に関心が強く、漢方薬はすでに一般的。鍼灸は出産やペインクリニック（痛みの治療）、ガン治療などで保険適用に

日本
1年間のうち1回でも鍼灸を受ける国民の割合は6％程度。鍼灸に関する健康保険の適用範囲が広がると、普及率が上がってくると見込まれている

ドイツ
代替医療の先進国で、ペインクリニックの多くで鍼灸治療を実施。日本の鍼メーカー「セイリン」の第1号海外支社もミュンヘンにある

オーストラリア
イギリス同様、自然療法への関心が強く、鍼灸の知名度も高い。1年間の鍼灸受診率が約9％と日本よりも盛ん

2018年、WHO（世界保健機関）は鍼灸や漢方薬などを「伝統医療」として認定し、ICD（国際的な統一基準で定められた疾病分類）のなかに東洋医学の章が追加されました。これが西洋医学一辺倒だった世界の医療基準の転換点となりました。

中国とは異なる独自の進化を遂げてきた日本の鍼灸にも脚光があたり、「日本の伝統医療」として再評価。いまや世界53カ国※以上で採用されている一般的な治療になっています。

欧米各国と比較し、鍼灸の普及が遅れている日本では、厚生労働省主導でプロジェクトチームを立ち上げ、統合医療の考え方が導入されています。"未病のうちに治す"という、予防医学としての東洋医学が注目されています。

※世界鍼灸学会連合会加盟国数

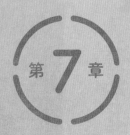

東洋医学の相談室

漢方薬、鍼灸治療や、
治療や通院に関することなど、
素朴な疑問を於菟先生に聞いてみました。

東洋医学Q&A

東洋医学の相談室

東洋医学の治療や病院選び、漢方薬などに関する、素朴な疑問について於菟先生に聞きました。

漢方薬はどんな病気に効果がありますか？

ほとんどの病気に効果があります。

　東洋医学の治療は、正気（抵抗力）を高めて自然治癒力を発揮すること、また体内にある余分なものを排除することを基本としています。そのため、生活習慣病のような慢性的な病態から、アレルギーや冷え、月経、虚弱といった体質的なものまで、幅広く対応できます。

漢方薬が効く症状

アレルギー性の病気
- 花粉症　・喘息
- アトピー性皮膚炎
- じんま疹など

老化に関する症状
- 認知症の周辺症状
- 夜間頻尿
- 腰痛など

女性に多い症状
- 冷え性
- 月経困難症、月経不順
- 更年期障害など

心身の不調
- 頭痛　・肩こり
- ストレス　・腰痛
- 疲労　・中耳炎
- 膀胱炎など

漢方薬は長期間服用しないと効果がないですか？

早いもので1日、長くても1カ月で、何らかの効果が見られます。

　急性病（感冒や花粉症、腹痛など）に関する漢方薬は、1～3日の服用で効果が見られます。慢性病（虚弱体質、慢性胃弱など）の改善には、1週間～1カ月の服用で何らかの変化が見られます。急性病で1週間、あるいは慢性病で2カ月服用しても変化が見られない場合は、処方の変更が必要です。医師に相談しましょう。

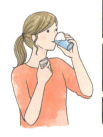

第7章 東洋医学の相談室

> 西洋薬を飲んでいます。漢方薬と併用しても大丈夫ですか?

併用は一般的になりつつありますが、注意が必要です。

最近では、西洋薬と漢方薬の併用も多くなり、それぞれの長所を生かしつつ、より効果的な治療が期待されています。しかし、なかには併用が禁忌の薬も。西洋薬、漢方薬に限らず、薬を併用する場合は、必ず医師に相談するようにしてください。なお漢方薬の場合、過去の服用歴があると合う薬を絞り込みやすくなります。漢方薬の名称、服用した際の効果や副作用の有無がわかるとよいですね。

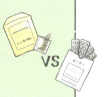

> 夫の飲み残した感冒薬(かぜ薬)があります。私も飲んでよいですか?

夫に有効である薬でも、あなたに有効とは限りません。

漢方薬は証によって処方されます。証は個人の状態から決められ、同じ病名でも状態によって異なる漢方薬が処方されます(同病異治→P.81)。同じ「感冒薬」という名称であっても、種類は多く、それぞれ合う人が異なるのです。

感冒薬	
葛根湯	壮健な人。無汗、悪寒と関節痛が適用症状
桂枝湯	虚弱な人。汗が出る、軽い悪寒が適用症状
麻黄湯	壮健な人。発熱、強い悪寒と関節痛が適用症状
香蘇散	胃腸虚弱な人。軽い感冒が適用症状

> 漢方薬はお茶やジュースと一緒に服用してもよいですか?

香りや味も漢方薬の作用のひとつです。原則的にはおすすめできません。

白湯で飲むのが一般的。ジュースよりはお茶がよく、苦味を消すにはウーロン茶が役立ちます。口直しにフルーツゼリーなどを食べるのもよいですね。苦味は慣れるもので、効果があると苦さを感じず、服用できることも多いようです。

東洋医学 Q&A

ドラッグストアでも漢方薬を販売しています。病院の処方薬と何が異なりますか？

ドラッグストアで買える一般用は保険が適用されません。

　病院では「医療用漢方製剤」が医師の診察によって選ばれ、保険適用エキス剤が処方されることが多いようです。一方、ドラッグストアなどで売っている「一般用漢方製剤」は服用者が選び、購入できます。一般用漢方製剤は安全性への配慮から、1日の服用量中の成分量が少ない場合があります。

貧血じゃないのに、血虚（けっきょ）の薬を処方されたのですが…。

西洋医学の貧血と東洋医学の血虚とは、意味が異なるからです。

　血虚（血不足）は、西洋医学の「貧血」とはイコールではありません。東洋医学の場合、血は「水分＋栄養分」のことで、血虚とはこれらの不足をあらわします。貧血の症状は、東洋医学では「気虚＋血虚」と把握されています。西洋・東洋医学は異なる医学であることを把握しておきましょう。

漢方薬は長期間にわたって服用しても大丈夫ですか？

症状がなくなったらやめてもOKです。

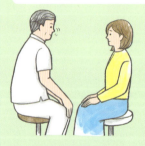

　薬は文字どおり「楽になる草」です。症状が軽減し、楽になったら服用を中止し様子を見ましょう。再び症状があらわれたら服用を再開しますが、症状が出ないなら服用を終えても大丈夫です。医師と相談しながらやめるタイミングを見つけてください。また漢方薬でも長期間飲むと副作用が出るものもあります。漫然と飲み続けないことも大切です。

鍼灸の治療はどんな症状や病気に効きますか?

痛みや凝りなどの治療が多いですが、内臓やメンタルをはじめ全般に有効です。

腰痛や膝関節痛といった運動器疾患、慢性的な疼痛(とうつう)などの治療が多いのが現状ですが、WHO(世界保健機関)では鍼治療の適用として上記のほか、尿失禁やメニエール症候群、便秘をはじめ49の病気・症状を挙げています。またストレス症状や自律神経失調症、不定愁訴(ふていしゅうそ)(原因不明だが、なんとなく体調が悪い)状態にも有効といわれます。

妊婦ですが、鍼治療を受けても大丈夫ですか?

もちろんOK。ただし、妊婦の禁忌ツボには注意。

妊娠中の女性は薬物摂取に対して慎重である必要がありますが、鍼灸は薬物を使用しないため安全性は高いと言えます。冷えやつわり、腰痛や肩こり、むくみやしびれの改善、逆子治療など、妊婦の不調を軽減してくれます。ただし、子宮の収縮を促すツボなどもありますので、必ず鍼灸師に妊娠について伝えましょう。

お灸を自宅でやってみたいのですが注意点はありますか?

初めてのお灸なら、2～3ヵ所のツボを刺激する程度から。

慣れる前ならば、お灸はひとつのツボに1日1回、2～3ヵ所のツボに据える程度から始めましょう。時間はいつ行っても問題ないですが、リラックスできる就寝前がおすすめ。ただし、入浴後、飲酒の後など血行がよいときはお灸の熱さがわかりづらく、やけどすることもありますので避けましょう。

東洋医学Q&A

> 漢方薬と鍼灸、どちらの治療がいいのかわからないのですが。

漢方薬、鍼灸、どちらも受けられる専門病院に行くといいでしょう。

以前は臓腑やメンタルといった体内の不調には漢方薬の病院、からだの痛みやこりなど外科的な不調には鍼灸医院という方が多かったですが、今はどちらもさまざまな病気に対応ができます。症状によっては両方受診する人もいます。まずは漢方薬も鍼灸も対応できる大学病院や専門病院で相談してみるのもよいでしょう。

漢方薬、鍼灸治療ができる施設

施設	漢方薬	鍼灸
大学病院（東洋医学外来）	◎	○（病院による）
漢方専門病院	◎	○（病院による）
漢方薬局	◎	×
一般的な病院	○（エキス剤のみ）	×
鍼灸院	×	◎

◎：治療できる　×：治療できない
○：一部、受けられない治療がある

> アレルギー体質なのですが気を付けることはありますか？

漢方薬の原料"生薬"にはアレルゲンになるものがあります。

生薬は天然の薬物素材なので、普段口にしている食材と類似しており、なかには食物アレルギーを起こすものもあります。厚生労働省は「食品衛生法により表示義務あるいは推奨すべきアレルギー物質」27品を定めていますが、薏苡仁（ハトムギ）、ごま、桃仁（桃）、山薬（山芋）、阿膠（ゼラチン）、小麦が該当します。これらのアレルギーのある人は病院で相談しましょう。

> 病院に行くときに注意することはありますか？

化粧やネイル、香水などは控えめにしましょう。

東洋医学では「四診」（→P.64）によって患者を診ます。顔色や爪の色、血色などのほか、においも重要な判断材料なので、なるべく素の姿で診療に行くとよいでしょう。また、舌の診断も行いますが、舌の苔をわざと落としたりしないでください。ほか、気になる症状や症状の出た時期は書き出しておきましょう。

巻末資料

今まで登場した漢方薬や食養生に利用したい食材、
ツボ治療で使用する経絡など、
さまざまな情報をチェックしましょう。

漢方方剤リスト

巻末資料①

凡例
- 漢方薬名：漢方薬（漢方処方）名称
- 構成生薬：漢方処方に含まれる生薬
- 主治：漢方処方によって、治療できるおもな病症

漢方薬治療の現場でよく使用される58種類の漢方処方を紹介します。病院や漢方薬局でよく処方される一般的な漢方薬をリストアップしています。

漢方薬名	構成生薬	主治
安中散（あんちゅうさん）	桂皮、延胡索、牡蛎、茴香、甘草、縮砂、良姜	神経性胃炎、慢性胃炎、胃アトニーなど
茵蔯蒿湯（いんちんこうとう）	山梔子、大黄、茵蔯蒿	黄疸、急性・慢性肝炎、ネフローゼ、蕁麻疹など
温経湯（うんけいとう）	麦門冬、半夏、当帰、甘草、桂皮、芍薬、川芎、人参、牡丹皮、阿膠、呉茱萸、生姜	月経異常、更年期障害、足腰の冷えなど
温清飲（うんせいいん）	地黄、芍薬、川芎、当帰、黄芩、黄柏、黄連、山梔子	月経異常、更年期障害、神経症など
黄連解毒湯（おうれんげどくとう）	黄芩、山梔子、黄連、黄柏	鼻出血、めまい、動悸、神経症、皮膚掻痒症など
葛根湯（かっこんとう）	葛根、大棗、麻黄、甘草、桂皮、芍薬、生姜	感冒（かぜ）、肩こりなど
加味逍遥散（かみしょうようさん）	柴胡、芍薬、白朮、当帰、茯苓、山梔子、牡丹皮、甘草、生姜、薄荷	冷え性、月経異常、更年期障害、神経症、虚弱体質など
帰脾湯（きひとう）	黄耆、酸棗仁、人参、白朮、茯苓、竜眼肉、遠志、大棗、当帰、甘草、生姜、木香	貧血、不眠症など
芎帰膠艾湯（きゅうききょうがいとう）	地黄、芍薬、当帰、甘草、川芎、艾葉、阿膠	痔出血、産後出血、月経不順、貧血など
銀翹散（ぎんぎょうさん）	金銀花、連翹、荊芥、淡豆鼓、牛蒡子、桔梗、淡竹葉、甘草、薄荷	頭痛、口渇、咳嗽、のどの痛みなど
桂枝加朮附湯（けいしかじゅつぶとう）	桂皮、芍薬、蒼朮、大棗、甘草、生姜、附子	神経痛、関節痛など
桂枝湯（けいしとう）	桂皮、芍薬、大棗、甘草、生姜	感冒の初期

※メーカーにより、構成生薬が一部異なる場合もあります。

漢方方剤リスト

漢方薬名	構成生薬	主治
桂枝人参湯（けいしにんじんとう）	桂皮、甘草、蒼朮、人参、乾姜（かんきょう）	慢性頭痛、胃アトニー、慢性胃腸炎、動悸など
桂枝茯苓丸（けいしぶくりょうがん）	桂皮、芍薬、桃仁（とうにん）、茯苓、牡丹皮	月経異常、更年期障害、冷え性など
血府逐瘀湯（けっぷちくおとう）	桃仁、当帰、地黄（じおう）、紅花（こうか）、芍薬、枳実（きじつ）、川芎、柴胡、甘草、牛膝（ごしつ）、桔梗	頭痛、頭重、肩こり、のぼせ、動悸など
香蘇散（こうそさん）	香附子（こうぶし）、陳皮、蘇葉（そよう）、甘草、生姜	感冒の初期など
牛車腎気丸（ごしゃじんきがん）	地黄、牛膝、山茱萸（さんしゅゆ）、山薬、車前子（しゃぜんし）、沢瀉（たくしゃ）、茯苓、牡丹皮、桂皮、附子	腰痛、しびれ、排尿困難、頻尿、むくみなど
五淋散（ごりんさん）	茯苓、黄芩、甘草、地黄、車前子、沢瀉、木通（もくつう）、滑石（かっせき）、当帰、芍薬、山梔子	頻尿、排尿痛、残尿感など
柴胡加竜骨牡蛎湯（さいこかりゅうこつぼれいとう）	柴胡、半夏、桂皮、茯苓、黄芩、大棗、人参、牡蛎、竜骨（りゅうこつ）、生姜	神経性心悸亢進症、てんかん、ヒステリー、夜なき症、不眠症、神経症、高血圧症など
酸棗仁湯（さんそうにんとう）	酸棗仁、茯苓、知母（ちも）、川芎、甘草	不眠症など
四逆散（しぎゃくさん）	柴胡、芍薬、枳実、甘草	胆のう症、胆石症、急性・慢性胃炎、消化性潰瘍、鼻炎、気管支炎など
四君子湯（しくんしとう）	白朮、人参、茯苓、甘草、生姜、大棗	慢性胃炎、下痢など
四物湯（しもつとう）	地黄、芍薬、川芎、当帰	産後・流産後の疲労回復、月経不順、冷え症、しもやけ、しみ、血の道症など
十全大補湯（じゅうぜんだいほとう）	黄耆、桂皮、地黄、芍薬、川芎、白朮、当帰、人参、茯苓、甘草	病後の衰弱、疲労、倦怠感、食欲不振、ねあせ、手足の冷え、貧血など
潤腸湯（じゅんちょうとう）	地黄、当帰、黄芩、枳実、杏仁（きょうにん）、厚朴（こうぼく）、大黄、桃仁、麻子仁（ましにん）、甘草	便秘
小青竜湯（しょうせいりゅうとう）	半夏、甘草、桂皮、五味子（ごみし）、細辛（さいしん）、芍薬、麻黄、乾姜	急性気管支炎、鼻水、痰を伴う咳、鼻炎、結膜炎など
清心蓮子飲（せいしんれんしいん）	麦門冬、茯苓、蓮肉、車前子、人参、黄芩、黄耆、地骨皮（じこっぴ）、甘草	残尿感、頻尿、排尿痛など
清上防風湯（せいじょうぼうふうとう）	黄連、黄芩、山梔子、連翹（れんぎょう）、薄荷（はっか）、甘草、川芎、桔梗、枳実など	化膿性のニキビ、湿疹、結膜炎、目の充血、口渇など

巻末資料① 漢方方剤リスト

巻末資料①

漢方薬名	構成生薬	主治
大黄牡丹皮湯（だいおうぼたんぴとう）	冬瓜子、牡丹皮、桃仁、大黄、芒硝	月経不順、月経困難、便秘、痔疾など
大建中湯（だいけんちゅうとう）	乾姜、人参、山椒、膠飴	腹部膨満感、腹痛など
大柴胡湯（だいさいことう）	柴胡、半夏、黄芩、芍薬、大棗、枳実、生姜、大黄	胆石症、胆のう炎、黄疸、悪心、嘔吐、食欲不振など
大承気湯（だいじょうきとう）	厚朴、枳実、大黄、芒硝	便秘、高血圧症、神経症、食あたりなど
調胃承気湯（ちょういじょうきとう）	大黄、甘草、芒硝	便秘など
釣藤散（ちょうとうさん）	石膏、陳皮、麦門冬、半夏、茯苓、釣藤鈎、防風、菊花、人参、甘草、生姜	更年期障害、高血圧など
猪苓湯（ちょれいとう）	沢瀉、猪苓、茯苓、阿膠、滑石	尿道炎、排尿痛、血尿、残尿感、腎炎、腎結石、尿管結石など
通導散（つうどうさん）	枳実、大黄、当帰、甘草、紅花、厚朴、陳皮、木通、蘇木、芒硝	月経不順、月経痛、更年期障害、便秘、腰痛、頭痛、めまい、肩こりなど
桃核承気湯（とうかくじょうきとう）	桃仁、桂皮、大黄、甘草、芒硝	月経不順、月経時や産後の精神不安、腰痛、頭痛、めまい、肩こり、常習性便秘など
当帰飲子（とうきいんし）	当帰、地黄、芍薬、川芎、防風、蒺藜子、何首烏、黄耆、荊芥、甘草	慢性湿疹、皮膚掻痒症など
当帰芍薬散（とうきしゃくやくさん）	芍薬、白朮、沢瀉、茯苓、川芎、当帰	倦怠感、冷え症、更年期障害、月経不順、不妊症など
二陳湯（にちんとう）	半夏、茯苓、陳皮、甘草、生姜	悪心、嘔吐など
人参湯（にんじんとう）	人参、甘草、白朮、乾姜	胃腸炎や胃下垂、食欲不振など
人参養栄湯（にんじんようえいとう）	地黄、当帰、白朮、茯苓、人参、桂皮、遠志、芍薬、陳皮、黄耆、甘草、五味子	疲労、食欲不振、寝汗、手足の冷え、貧血、病後の体力低下など
麦門冬湯（ばくもんどうとう）	麦門冬、半夏、粳米、大棗、人参、甘草	気管支炎、気管支喘息、慢性気管支炎など

※メーカーにより、構成生薬が一部異なる場合もあります。

漢方薬名	構成生薬	主治
八味地黄丸（はちみじおうがん）	地黄、山茱萸、山薬、沢瀉、茯苓、牡丹皮、桂皮、附子	糖尿病、精力減退、高血圧症、口渇など
半夏厚朴湯（はんげこうぼくとう）	半夏、茯苓、厚朴、蘇葉、生姜	不安神経症、つわり、咳、しわがれ声、不眠症、神経性胃炎など
半夏白朮天麻湯（はんげびゃくじゅつてんまとう）	陳皮、半夏、白朮、茯苓、天麻、麦芽、人参、沢瀉、黄耆、乾姜、黄柏、生姜	胃腸虚弱、頭痛、めまいなど
平胃散（へいいさん）	蒼朮、厚朴、陳皮、大棗、甘草、生姜	急性・慢性腎炎、胃アトニー、消化不良、食欲不振など
防已黄耆湯（ぼういおうぎとう）	黄耆、防已、蒼朮、大棗、甘草、生姜	腎炎、肥満症、多汗症、月経不順、膝関節炎、関節炎など
防風通聖散（ぼうふうつうしょうさん）	滑石、黄芩、甘草、桔梗、石膏、白朮、大黄、荊芥、山梔子、芍薬、川芎、当帰、薄荷、防風、麻黄、連翹、芒硝、生姜	高血圧症、肥満症、むくみ、便秘、肩こりなど
補中益気湯（ほちゅうえっきとう）	黄耆、蒼朮、人参、当帰、柴胡、大棗、陳皮、甘草、升麻、生姜	夏やせ、病後の体力低下、食欲不振、痔、子宮下垂、虚弱体質など
麻黄湯（まおうとう）	杏仁、麻黄、桂皮、甘草	感冒、インフルエンザ（初期のもの）、腰痛など
麻黄附子細辛湯（まおうぶしさいしんとう）	麻黄、附子、細辛	悪寒、微熱、全身倦怠感、頭痛、めまい、感冒、気管支炎など
麻杏甘石湯（まきょうかんせきとう）	石膏、杏仁、麻黄、甘草	小児喘息、気管支喘息など
麻子仁丸（ましにんがん）	麻子仁、大黄、杏仁、厚朴、芍薬、枳実	便秘など
薏苡仁湯（よくいにんとう）	薏苡仁、蒼朮、当帰、麻黄、桂皮、芍薬、甘草	関節痛、筋肉痛など
抑肝散（よくかんさん）	蒼朮、茯苓、川芎、当帰、釣藤鈎、柴胡、甘草	神経症、不眠症、夜泣き、小児疳症など
六君子湯（りっくんしとう）	白朮、人参、半夏、茯苓、大棗、陳皮、甘草、生姜	慢性胃炎、胃下垂、消化不良、食欲不振、嘔吐など
六味丸（ろくみがん）	地黄、山茱萸、山薬、沢瀉、茯苓、牡丹皮	排尿困難、頻尿、むくみなど

巻末資料① 漢方方剤リスト

巻末資料②

食材リスト

自分に合った食材を選ぶには、その性質を知ることが第一歩。五性（四気）、五味（六味）などに合わせて選んでみましょう。どこでも手に入る一般的な食材を解説します。

	凡例
食材	食薬の名称
五性／五味	→P.118
関連臓器	薬効が関連する臓腑
適応	効き目のある症状

	食材	五性／五味	関連臓器	適応
野菜類	ショウガ	微温／辛	肺、脾	・風寒かぜや咳 ・胃の冷えによる嘔吐など
	ニンニク	温／甘、辛	肺、脾、胃、大腸	・食欲不振や下痢 ・化膿症、皮膚炎症
	ミョウガ	温／辛	肺、大腸、膀胱	・風寒かぜ ・口内炎
	ダイコン	涼／甘、辛	肺、胃	・膨満感や吐き気、便秘 ・出血など
	カブ	平／苦、甘、辛	心、肺、脾、胃	・消化不調や腹の張り、食欲不振 ・黄疸
	ニンジン	平、微温／甘	肺、脾、胃、肝	・目のかすみ、夜盲症、ドライアイ ・咳、気管支炎、消化不良など
	レンコン	寒／甘	心、脾、胃	・目の充血や痛み ・食欲不振、下痢、疲労など
	ネギ	温／辛	肺、胃	・風寒かぜ ・脾・胃の冷えによる腹痛
	シソ（紫蘇）	温／辛	肺、脾	・風寒かぜや咳 ・気滞、胸苦しさ、嘔吐
	ニラ	温／辛	肝、胃、腎	・腹部の冷え、食欲不振 ・出血
	春菊	平／甘、辛	肺、胃	・痰や痰のからむ咳、胸脇の張り ・大小便が出にくい
	チンゲンサイ	涼／甘、辛	肺、肝、脾	・出血 ・瘀血
	キャベツ	平／甘	胃、腎	・脾胃虚弱 ・疲労
	ハクサイ	平／甘	胃、大腸	・手足のほてり、のどの渇き ・便秘、膨満感など
	ホウレン草	涼／甘	胃、大腸、膀胱	・血虚、貧血、出血 ・便秘など

168

分類	食材	性/味	帰経	効能
野菜類	冬瓜	微寒／甘、淡	肺、大腸、小腸、膀胱	・熱中症、むくみ、尿量が少ない ・のどの渇き
	カボチャ	温／甘	脾、胃	・脾気虚、吐き気、悪心など ・便秘
	タケノコ	寒／甘	胃、大腸	・痰や痰のからむ咳 ・便秘
	トマト	微寒／酸、甘	肝、脾、胃	・熱による乾き ・食欲不振など
	ナス	涼／甘	脾、胃、大腸	・熱による出血、鼻血 ・むくみ
	ニガウリ	寒／苦	心、脾、胃	・熱射病や熱病による渇き ・目の充血
	キュウリ	涼／甘	脾、胃、大腸	・熱による乾き、のどの腫れや痛み ・皮膚の赤みなど
	ミント（薄荷）	涼／辛	肝、肺	・熱のあるカゼ ・充血
	セロリ	涼／甘、辛	肺、胃	・熱のあるカゼ ・出血
	ユズ	寒／酸、甘	胃、肺	・食欲不振、消化不良 ・二日酔い
果実類	スイカ	寒／甘	心、胃、膀胱	・目の充血や腫れ ・口内炎、口の渇き
	リンゴ	涼／微酸、甘	脾、胃、心	・暑熱による発熱、二日酔い ・下痢、消化不良、便秘
	ナシ	涼／微酸、甘	肺、胃	・痰や痰のからむ咳 ・乾燥、のどの痛み、便秘など
	柿	寒／甘、渋（酸）	心、肺、大腸	・咳、口の渇き ・便秘
	桃	温／酸、甘	肺、肝、胃、大腸	・気血両虚による顔色の悪さ ・便秘
	ビワ	涼／酸、甘	肺、胃、脾、肝	・肺の乾燥による咳、喀血 ・口渇、しゃっくり
	ブドウ	平／酸、甘	脾、肺、腎	・気血虚弱 ・むくみ
	ミカン	温／酸、甘	肺、脾	・膨満感、嘔吐、食欲不振 ・のどの渇き、咳、痰など
種・乾菓類	ハスの実	平／甘、渋	脾、腎、心	・下痢、食欲不振など ・腎虚、遺精、おりものなど
	ぎんなん	平／苦、甘、渋（小毒）	肺、腎	・呼吸困難、慢性喘息 ・おりもの、遺精、頻尿
	黒ゴマ	平／甘	肝、腎	・皮膚乾燥 ・白髪、めまい
	白ゴマ	寒／甘	肺、脾、大腸	・皮膚乾燥、便秘 ・筋肉の無力、めまい

巻末資料② 食材リスト

巻末資料②

	食材	性／味	関連臓器	適応
魚介類	アジ	温／甘	胃	・胃の冷えや疼痛
	サバ	平／甘	胃、肺	・肺の虚弱、咳 ・腹部の膨満感
	タラ	平(温)／鹹	肝、腎、脾	・息切れ、疲れ、めまいなど ・瘀血
	イカ	平／鹹	肝、腎	・貧血、血虚による閉経
	タコ	寒／甘、鹹	脾、肝	・気血虚弱
	カキ	平／甘、鹹	肝、腎	・ほてり、のぼせ ・イライラ、不眠、精神不安
	コイ	平／甘	脾、腎	・むくみ、小便不利 ・黄疸
	ウナギ	温(平)／甘	肝、脾、腎	・心身疲労、足腰無力 ・咳
	ウニ	平／鹹	心、肺	・胃腹疼痛 ・咳
	エビ	温／甘	肝、腎、脾、肺	・腎虚、冷え ・胃痛
	イワシ	温／甘	脾	・気血虚弱、息切れ ・むくみ
	サケ(鮭)	温／甘	脾、胃	・気血虚弱 ・食欲不振、疲労
	ホタテ	平／甘、鹹	肝、脾、胃、腎	・食欲不振、消化不良 ・のどの乾燥
肉類、卵	豚肉	平／甘、鹹	脾、胃、腎	・陰虚、空咳 ・便秘
	牛肉	平／甘	脾、胃	・脾胃の虚弱 ・血虚
	鶏肉	平(温)／甘	脾、胃	・脾胃虚弱、食欲不振 ・極度の疲労
	羊肉	熱(温)／甘	腎、脾、肝、胃	・脾胃の冷え ・冷え症
	鶏卵	平／甘	肺、心、脾、肝、腎	・乾燥による咳、のどの痛み ・イライラや精神不安
	豚レバー	温／苦、甘	肝	・視力低下、夜盲症 ・貧血
	豚足	平／甘、鹹	胃、肺	・産後の母乳不足 ・皮膚の乾燥、貧血

分類	食材	性/味	帰経	効能
肉類、卵	ウズラの卵	平／甘	脾、肝、腎	・足腰の虚弱 ・記憶力低下、精神不安
	チーズ	平／酸、甘	肺、肝、脾	・便秘 ・膚病の乾燥
	牛乳	平／甘	心、肺、胃	・皮膚の乾燥 ・精神不安、イライラ
イモ類	ヤマイモ、ナガイモ	平／甘	脾、肺、腎	・脾胃虚弱、小食 ・腎気虚、頻尿
	ジャガイモ	平／甘	胃、大腸	・脾胃の虚弱、嘔吐 ・便秘
豆類	大豆	平／甘	脾、胃、大腸	・胃の虚弱、疲れ ・むくみ
	豆腐	寒／甘	脾、胃、大腸	・消化器官の虚弱 ・むくみ、じんましん
	小豆	平／酸、甘	心、小腸	・むくみ、腹水 ・熱をもった瘡傷
穀物、海藻類	うるち米	平／甘	脾、胃	・脾胃の虚弱、めまい、疲れ ・精神不安、イライラ
	モチ米	温／甘	脾、胃、肺	・消化器官の不調
	そば	涼／甘	脾、胃、大腸	・食べ過ぎ、胃腸の停滞 ・胃もたれ、吐き気、下痢
	小麦	涼／甘	心、脾	・イライラ、精神不安 ・脾胃の不調、食欲不振
	ノリ	寒／甘、鹹	肺	・むくみ、小便不利
	昆布	寒／鹹	肝、胃、腎	・むくみ ・しこり、腫瘍
	ワカメ	寒／鹹	肝、胃、腎	・むくみ ・しこり、腫瘍
調味料、その他	ハチミツ	平／甘	脾、肺、大腸	・脾胃虚弱、疲労 ・咳、空咳、息切れ
	塩	寒／鹹	胃、腎、大腸、小腸	・飲食停滞、吐き気、膨満感 ・熱（ほてり、のぼせ）
	醤油	寒／鹹	胃、脾、腎	・飲食停滞、吐き気、膨満感 ・熱（ほてり、のぼせ）
	黒砂糖	温／甘	肝、脾、胃	・食欲不振、疲労 ・月経不順、冷え
	酢	温／酸、苦	肝、胃	・食欲不振、消化不良、食中毒 ・瘀血
	酒	温／苦、甘、辛	心、肝、肺、胃	・冷えによる関節の痛み、腹痛 ・瘀血、血循環の不調
	クルミ	温(熱)／甘	腎、肺、大腸	・腎の不調

巻末資料③

正経十二経脈
せいけいじゅうにけいみゃく

正経十二経脈は手部と足部に3つの陰経と3つの陽経が流れています。各経脈は特定の臓腑とつながっており、治療に使用されます。

経絡に沿って ツボの反応を探る

正経十二経脈の気血の流れには規則があります（流注）。下図のように手の太陰肺経から始まり、足の厥陰肝経に終わったあと、再び手の太陰肺経につらなって循環しています。

さまざまな不調は、この気血の巡りが滞った状態と考えられ、経絡上のツボ（経穴）に反応があらわれます。そのため、各経絡の特徴を把握したうえで、その流れに沿って指で押しながら反応を探ると、より自分に合ったツボを見つけやすくなるでしょう。

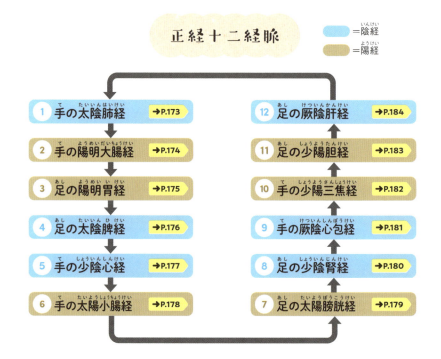

※正経十二経脈は必ず左右対称にありますが、ここでは省略して片方だけを紹介します。
※赤文字の経穴は6章（P144〜149）で、詳細解説があります

巻末資料③

1 手の太陰肺経

咳や喘息、息切れなど肺に関係する呼吸器系の症状や、この経絡が通る腕と肩の痛み、こりなどに効果がある。

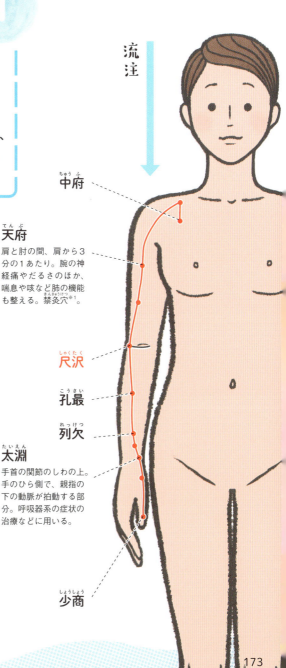

流注

中府

天府
肩と肘の間、肩から3分の1あたり。腕の神経痛やだるさのほか、喘息や咳など肺の機能も整える。禁灸穴※1。

尺沢

孔最

列欠

太淵
手首の関節のしわの上。手のひら側で、親指の下の動脈が拍動する部分。呼吸器系の症状の治療などに用いる。

少商

手の太陰肺経には11のツボがあります。経絡は、体表部では肩の前面にある中府というツボから始まり、腕から肘の内側、親指へ向かい、親指の爪の付け根にある少商というツボで終わります。また、からだの深いところでは、大腸、胃、横隔膜、肺、気管を通ります。

手の太陰肺経上のツボを刺激して治療を行うことで、咳、息切れ、喘息、胸苦しさ、胸の熱感など肺に関係する症状や、この経絡が通る腕と肩の痛み、こり、手のひらのほてりなどに効果があります。

※1：灸をしてはいけない経穴

手の陽明大腸経 ②

大腸の機能に関係する下痢や便秘を解消する。ほか、この経絡が通る歯の痛み、耳鳴り、頭痛、鼻づまりなどにも効果がある。

手の陽明大腸経には20のツボがあります。経絡の流れは、まず体表部では、人差し指の爪の根元にある商陽というツボから始まり、腕をのぼって顔に入り、鼻の横にある迎香というツボで終わります。からだの深部では、大腸や肺を通り、大腸の働きを改善します。

また、この経絡は、歯の痛みや耳鳴り、頭痛、鼻血など顔面部の症状や、のどの腫れの治療にも使われます。この経絡走行上の腕の外側（橈骨側）の痛み、人差し指の痛みに対しても効果があります。

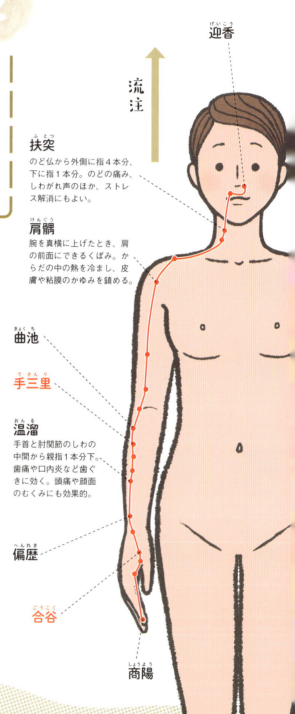

流注

迎香

扶突
のど仏から外側に指4本分、下に指1本分。のどの痛み、しわがれ声のほか、ストレス解消にもよい。

肩髃
腕を真横に上げたとき、肩の前面にできるくぼみ。からだの中の熱を冷まし、皮膚や粘膜のかゆみを鎮める。

曲池

手三里

温溜
手首と肘関節のしわの中間から親指1本分下。歯痛や口内炎など歯ぐきに効く。頭痛や顔面のむくみにも効果的。

偏歴

合谷

商陽

足の陽明胃経

消化器全般のさまざまな症状のほか、顔、胸、腹部などからだの前面にあらわれる痛みなどの症状にも効果がある。

足の陽明胃経には45のツボがあります。からだの表面では、目のすぐ下の承泣というツボから始まります。大迎から分岐し1本は頭の上へ、もう1本は、目の下から顔、首、胸、お腹、鼠径部、太腿、向こう脛と、からだの前面を通って、足の人差し指にある厲兌で終わります。また体内では胃や脾を通ります。

胃腸の症状や顔、胸、腹部、大腿、下腿、足の甲といった、からだの前面にあらわれる痛みなどの症状にも効果があります。精神面の治療にも効果があるといわれています。

巻末資料③ 正経十二経脈

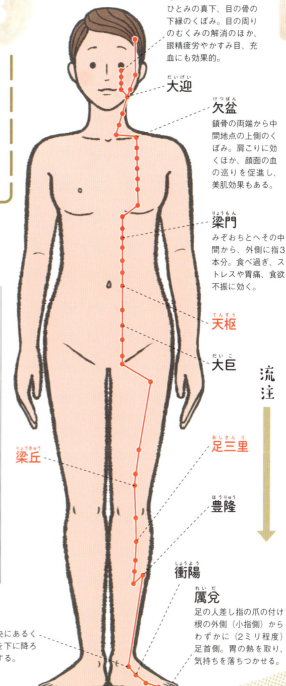

承泣（しょうきゅう）
ひとみの真下、目の骨の下縁のくぼみ。目の周りのむくみの解消のほか、眼精疲労やかすみ目、充血にも効果的。

大迎（だいげい）

欠盆（けつぼん）
鎖骨の両端から中間地点の上側のくぼみ。肩こりに効くほか、顔面の血の巡りを促進し、美肌効果もある。

梁門（りょうもん）
みぞおちとへその中間から、外側に指3本分。食べ過ぎ、ストレスや胃痛、食欲不振に効く。

天枢（てんすう）

大巨（だいこ）

梁丘（りょうきゅう）

足三里（あしさんり）

豊隆（ほうりゅう）

流注

衝陽（しょうよう）

厲兌（れいだ）
足の人差し指の爪の付け根の外側（小指側）からわずかに（2ミリ程度）足首側。胃の熱を取り、気持ちを落ちつかせる。

解渓（かいけい）
足首の関節前面中央にあるくぼみ。上逆した気を下に降ろし、吐き気を緩和する。

足の太陰脾経 4

胃痛や嘔吐をはじめとする、胃腸の不調の緩和や月経痛など女性特有の症状の改善に、高い効果がある。

足の太陰脾経には、21のツボがあります。からだの表面では、足の親指の爪の付け根のところにある隠白というツボから始まり、足の内側、腹部と胸部をのぼり、脇の下にある大包で終わります。からだの内部では、脾や胃を通ります。

お腹の膨満感や下痢、嘔吐といった胃の症状、全身の倦怠感などを改善します。経絡上には、血の調整に使う三陰交や血海もあり、月経異常など女性特有の症状に効果があります。また、経絡が通る胸部の圧迫感などの改善にも使われます。

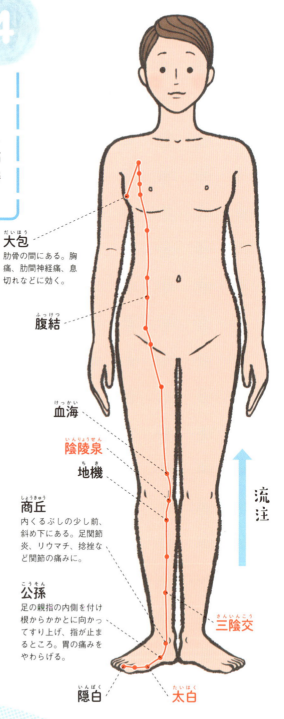

大包
肋骨の間にある。胸痛、肋間神経痛、息切れなどに効く。

腹結

血海

陰陵泉
地機

商丘
内くるぶしの少し前、斜め下にある。足関節炎、リウマチ、捻挫など関節の痛みに。

公孫
足の親指の内側を付け根からかかとに向かってすり上げ、指が止まるところ。胃の痛みをやわらげる。

三陰交

隠白　**太白**

流注

176

手の少陰心経 ⑤

動悸や息切れ、胸痛など心臓の症状に用いる。ほか、神経症、不眠症、精神・神経系の症状、手のひらのほてりや痛みに効く。

手の少陰心経には9つのツボがあります。からだの表面では、脇の下にある極泉というツボから始まり、腕から肘の内側（尺骨側）を通って、小指の爪の付け根にある少衝に達します。からだの内部では、心や小腸を通ります。

心は血を全身に送り出すと同時に、精神を安定させる作用もあります。そのためこの経絡には、胸部の痛みなどを緩和するほか、気持ちをリラックスさせるツボもあります。

巻末資料③ 正経十二経脈

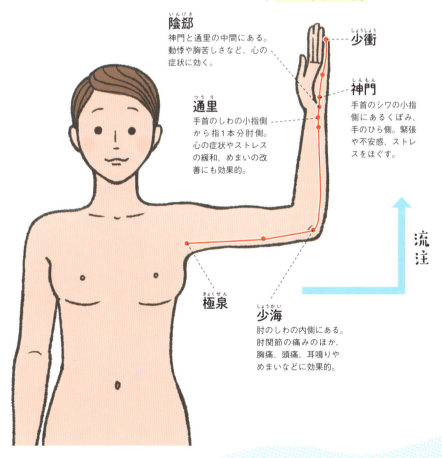

陰郄（いんげき）
神門と通里の中間にある。動悸や胸苦しさなど、心の症状に効く。

少衝（しょうしょう）

通里（つうり）
手首のしわの小指側から指1本分肘側。心の症状やストレスの緩和、めまいの改善にも効果的。

神門（しんもん）
手首のシワの小指側にあるくぼみ、手のひら側。緊張や不安感、ストレスをほぐす。

極泉（きょくせん）

少海（しょうかい）
肘のしわの内側にある。肘関節の痛みのほか、胸痛、頭痛、耳鳴りやめまいなどに効果的。

流注

手の太陽小腸経 ⑥

首、肩、腕の痛みやしびれ、弱った胃腸の回復などに効果がある。ほか、寝違えによる首の痛み、難聴や耳鳴りの治療にも用いられる。

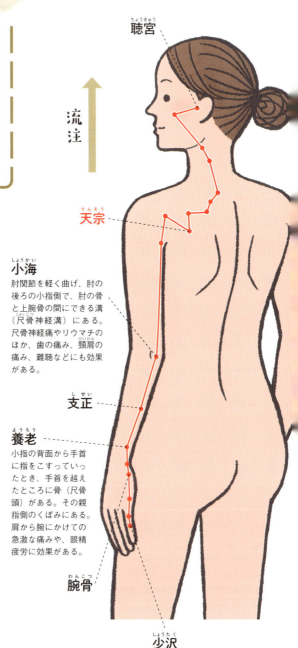

手の太陽小腸経には、19のツボがあります。からだの表面では、小指の爪の付け根（少陰心経の少衝の反対側）の少沢というツボから始まり、手の小指側、肩甲骨、首、頬を通って、耳の前にある聴宮で終わります。からだの内部では、心、胃、小腸を通ります。

治療では、首・肩こりや腕のしびれを改善し、胃腸の調子を整えるのに使われるほか、難聴の改善などにも効果があるといわれます。

聴宮（ちょうきゅう）

流注

天宗（てんそう）

小海（しょうかい）
肘関節を軽く曲げ、肘の後ろの小指側で、肘の骨と上腕骨の間にできる溝（尺骨神経溝）にある。尺骨神経痛やリウマチのほか、歯の痛み、頸肩の痛み、難聴などにも効果がある。

支正（しせい）

養老（ようろう）
小指の背面から手首に指をこすっていったとき、手首を越えたところに骨（尺骨頭）がある。その親指側のくぼみにある。肩から腕にかけての急激な痛みや、眼精疲労に効果がある。

腕骨（わんこつ）

少沢（しょうたく）

7 足の太陽膀胱経

背部にある五臓六腑に効果のあるツボをもち、全身を調整。腰痛、背骨の痛み、坐骨神経痛の治療にも用いられる。

膈兪
左右肩甲骨の下端を結んだ高さで、背骨から指2本分外側。上逆した気を降ろす。肌荒れなどにも効果があるほか、胸や胃の痛みを改善。

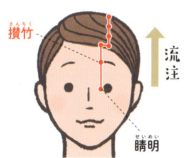
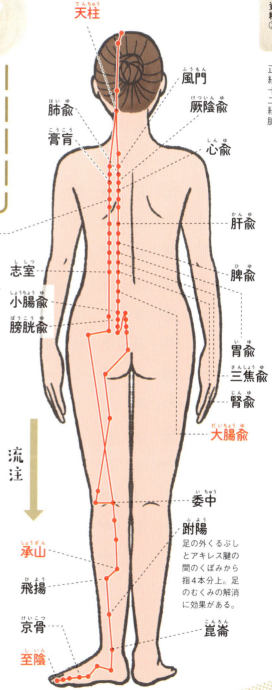

足の太陽膀胱経には、正経十二経脈で最も多い67のツボがあります。からだの表面では、目の横にある睛明というツボから始まり、額から頭部、後頭部から背中、腰から足へ通り、足の小指にある至陰で終わります。体内では膀胱や腎を通ります。

背中には（背部）兪穴というツボがあり、臓腑の治療に効果を発揮します。また、坐骨神経の走行に沿っているため、坐骨神経痛など腰痛の緩和にも有効です。

跗陽
足の外くるぶしとアキレス腱の間のくぼみから指4本分上。足のむくみの解消に効果がある。

巻末資料③ 正経十二経脈

足の少陰腎経 ⑧

慢性的な腰痛、膝の痛み、泌尿器系（頻尿、排尿困難）などの症状改善に効く。また、耳鳴り、めまいなど老化症状にも効果がある。

足の少陰腎経には、27のツボがあります。からだの表面では、足の裏にある湧泉から始まり、足の内側から、腹部、胸とのぼっていき、鎖骨の下にある兪府に達します。体内では腎や膀胱、肺や気管を通ります。

腎はエネルギーを蓄えるため、この経絡を治療に使うことで、からだを元気にする効果を期待できます。また、冷え性にも効果があるほか、息苦しさや咳など、呼吸に関する症状にも効果があるといわれます。

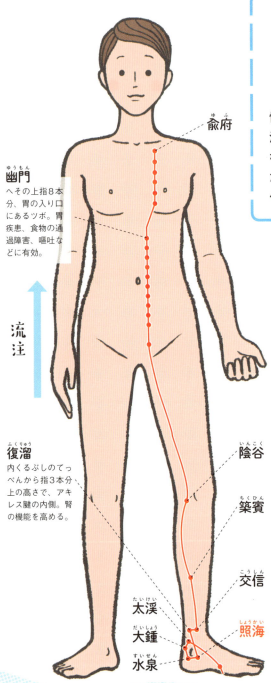

兪府

幽門
へその上指8本分、胃の入り口にあるツボ。胃疾患、食物の通過障害、嘔吐などに有効。

流注

復溜
内くるぶしのてっぺんから指3本分上の高さで、アキレス腱の内側。腎の機能を高める。

陰谷

築賓

交信

太渓

大鍾

水泉

照海

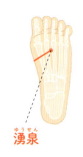

湧泉

180

巻末資料③ 正経十二経脈

手の厥陰心包経 ⑨

心臓疾患や不安の緩和、循環器症状（動悸、息切れ、胸痛）の緩和にも効果がある。少陰心経の代わりに用いられることも多い。

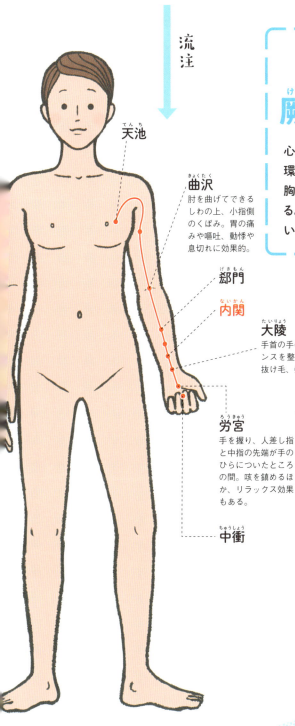

流注

天池

曲沢
肘を曲げてできるしわの上、小指側のくぼみ。胃の痛みや嘔吐、動悸や息切れに効果的。

郄門

内関

大陵
手首の手のひら側中央。ホルモンバランスを整える効果がある。胃の痛み、抜け毛、髪の傷みにも効果的。

労宮
手を握り、人差し指と中指の先端が手のひらについたところの間。咳を鎮めるほか、リラックス効果もある。

中衝

手の厥陰心包経には9つのツボがあります。体表面では、胸にある天池というツボから始まり、腕の内側を通って手のひら、中指の先端の中衝までつながっています。体内では、心包や三焦を通ります。

心包は心を保護する役割を担っており、心の機能を高めるので、精神が不安定な状態や息切れ、ストレスを感じるなどの症状に有効な経絡です。

手の少陽三焦経 ⑩

難聴や眼疾患、のどの炎症などに効く。ほか水分（津液）が体内を巡るよう調整し、むくみの解消や排尿に関する症状に効果を発揮する。

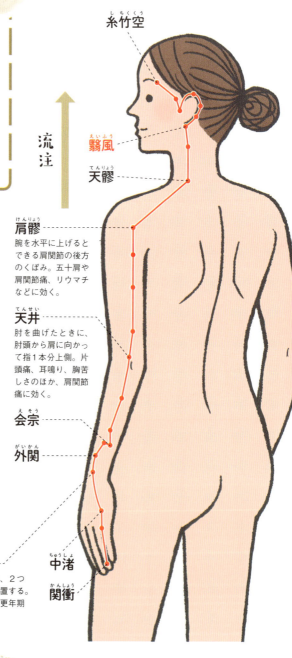

流注

- 糸竹空（しちくくう）
- 翳風（えいふう）
- 天髎（てんりょう）
- 肩髎（けんりょう）…腕を水平に上げるとできる肩関節の後方のくぼみ。五十肩や肩関節痛、リウマチなどに効く。
- 天井（てんせい）…肘を曲げたときに、肘頭から肩に向かって指1本分上側。片頭痛、耳鳴り、胸苦しさのほか、肩関節痛に効く。
- 会宗（えそう）
- 外関（がいかん）
- 陽池（ようち）…手首背面のほぼ中央で、2つの腱の間のくぼみに位置する。気の巡りがよくなり、更年期の多汗も解消される。
- 中渚（ちゅうしょ）
- 関衝（かんしょう）

手の少陽三焦経には、23のツボがあります。からだの表面では、薬指の爪の付け根にある関衝というツボから始まり、前腕から肘、上腕、首をのぼり、耳の周りを巡って眉毛のふちの糸竹空で終わります。からだの内部では、津液の運行に関わる三焦や心包を通ります。

三焦は水分代謝を担うためむくみや排尿障害などの症状に効果があります。また、難聴、めまいなど経絡の通る耳周りの症状、のどの症状などの治療にも効果があります。

足の少陽胆経

肝や胆に関する病気、下肢の外側の痛み、耳周りの症状や頭痛、肩こり、歯痛、腰痛などの治療にも用いられる。

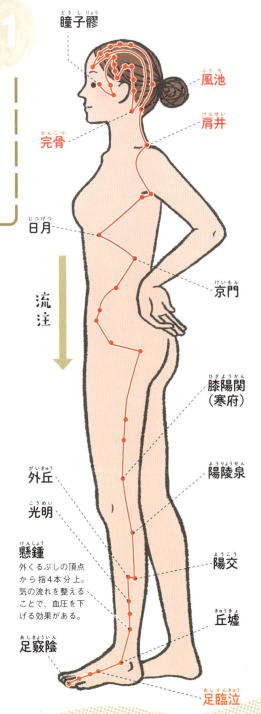

足の少陽胆経には44のツボがあります。体表面では、目の外側のふちにある瞳子髎というツボから始まって側頭部を巡り、肩、からだの側面、足の外側を下り、足の薬指にある足竅陰に達します。また、体内では胆や肝を通ります。

耳の周りに多くツボがあるため、耳鳴りや難聴、めまいなど耳周りに関する症状、頭痛や歯痛、顎関節の症状に効果を発揮します。また、経絡の通る頸部リンパ節や肩こり、腰下肢の痛みなどの治療にも用いられます。

懸鍾
外くるぶしの頂点から指4本分上。気の流れを整えることで、血圧を下げる効果がある。

183

足の厥陰肝経 12

肝の調子を整えて不安やイライラを解消する。目の症状、筋の痙攣、頭痛、歯痛、腰痛などの症状にも効果を発揮する。

足の厥陰肝経は14のツボをもちます。からだの表面では、足の親指の爪の付け根にある大敦というツボから始まり、足の甲、内くるぶし、足の内側、股関節、腹部をのぼって腹部と胸部の間あたりにある期門に達します。からだの内部では、肝や胆を通り、頭部まで延びています。

肝が原因となる不安やイライラなどの精神症状、また、臓腑の痛みのほか、経絡が通る膝関節、頭部の痛みの緩和にも効果を発揮します。

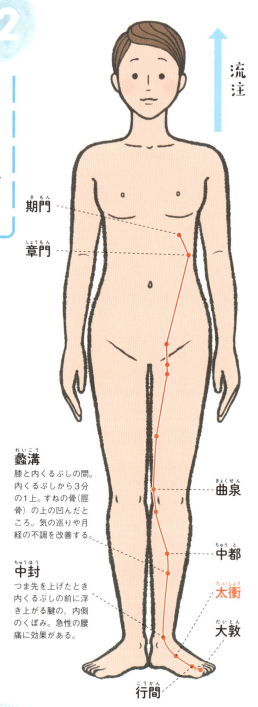

流注

期門

章門

蠡溝
膝と内くるぶしの間。内くるぶしから3分の1上。すねの骨（脛骨）の上の凹んだところ。気の巡りや月経の不調を改善する。

曲泉

中都

中封
つま先を上げたとき内くるぶしの前に浮き上がる腱の、内側のくぼみ。急性の腰痛に効果がある。

太衝

大敦

行間

奇経八脈

奇経八脈には督脈、任脈、衝脈、帯脈、陰蹻脈、陽蹻脈、陰維脈、陽維脈があります。そのうち、督脈と任脈を紹介します。

督脈

背骨に沿って背中をまっすぐのぼる経脈。陽経の気血を調整。ストレスの緩和や疲労回復などにも効果がある。

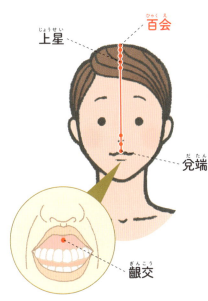

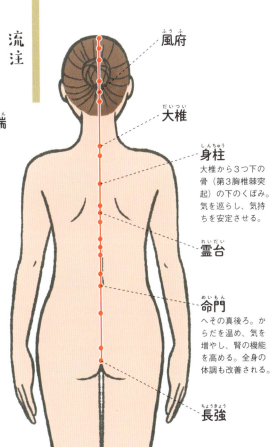

督脈には28のツボがあります。臀部にある長強というツボから背骨に沿ってまっすぐのぼり、頭頂部から顔の中央を下って口に入り、上の歯茎にある齦交まで達します。

督脈は脊髄や脳と強く関係するといわれ、ストレスの緩和や疲労回復などにも効果があるといわれます。また、腰痛、肩こり、排便・排尿の症状の治療にも使われます。

身柱: 大椎から3つ下の骨（第3胸椎棘突起）の下のくぼみ。気を巡らし、気持ちを安定させる。

命門: へその真後ろ。からだを温め、気を増やし、腎の機能を高める。全身の体調も改善される。

巻末資料③ 正経十二経脈／奇経八脈

任脈(にんみゃく)

全身の陰経の気血を調整し、女性特有の症状（月経不順、月経痛）などの治療や妊娠にも深く関係する。

任脈には24のツボがあります。股間にある会陰(えいん)というツボから腹部を一直線にのぼっていき、下あごにある承漿(しょうしょう)というツボで終わります。不妊症や月経困難症、おりものの異常など女性特有の症状の治療に使われます。また経絡が走行する消化器系の病気や胸部、頸(けい)部の病気の治療に用いられることもあります。

流注

承漿(しょうしょう)

天突(てんとつ)
胸骨の上端にあたる、左右の鎖骨の中間のくぼみ。過呼吸、呼吸困難、喘息などに効果がある。

膻中(だんちゅう)

鳩尾(きゅうび)

巨闕(こけつ)

中脘(ちゅうかん)

水分(すいぶん)

気海(きかい)
へそ中央から指2本分下。下腹部を温め、血の巡りをよくし、精を増やして妊娠しやすくするため、不妊症の治療にも効果がある。

石門(せきもん)

関元(かんげん)

中極(ちゅうきょく)

曲骨(きょくこつ)
恥骨の少し上に位置する。泌尿器・婦人科系の症状に効果的なツボ。尿失禁、頻尿、残尿感に効く。

会陰(えいん)

索引

あ

足の厥陰肝経	あしのけついんかんけい	184
足の少陰腎経	あしのしょういんじんけい	180
足の少陽胆経	あしのしょうようたんけい	183
足の太陰脾経	あしのたいいんひけい	176
足の太陽膀胱経	あしのたいようぼうこうけい	179
足の陽明胃経	あしのようめいいけい	175
按摩	あんま	154
意	い	50
胃	い	40
医心方	いしんぽう	7
異病同治	いびょうどうち	80
陰経	いんけい	140
陰証	いんしょう	63
陰陽五行論	いんようごぎょうろん	30
陰陽論	いんようろん	32
運化作用	うんかさよう	40
榮穴	えいけつ	142
エキス剤	えきすざい	84
円皮鍼	えんぴしん	150
瘀血	おけつ	28
温煦作用	おんくさよう	23
温性（温）	おんせい（おん）	89,118

か

火	か	30
外感病	がいかんびょう	56,102
貝原益軒	かいばらえっけん	52
隔物灸	かくぶつきゅう	153
仮神	かしん	74
滑苔	かったい	77
滑脈	かつみゃく	71
肝	かん	9,36
寒邪	かんじゃ	58,106
寒証	かんしょう	66,68,89,128
顔診	がんしん	74
管鍼法	かんしんほう	15,150
寒性（寒）	かんせい（かん）	89,118
漢方方剤	かんぽうほうざい	84
漢方薬	かんぽうやく	84,98,100,112
甘味（甘）	かんみ（かん）	88,90,120
鹹味（鹹）	かんみ（かん）	88,90,121
丸薬	がんやく	84
気	き	9,22,26,54
喜	き	50,59
気化作用	きかさよう	23
気逆	きぎゃく	27
気虚	ききょ	26
奇経八脈	きけいはちみゃく	140,185
気血生化の源	きけつせいかのみなもと	40
気血両虚	きけつりょうきょ	125
気功	きこう	155
奇恒の腑	きこうのふ	35,46
気滞	きたい	27
灸治療	きゅうちりょう	137,152
灸頭鍼	きゅうとうしん	153
驚	きょう	50,59

187

恐	きょう	50,59
胸脇苦満	きょうきょうくまん	73
祛邪法	きょじゃほう	80,122
虚証	きょしょう	69,78,124
虚脈	きょみゃく	71
金匱要略	きんきようりゃく	7,18
苦味(苦)	くみ(く)	88,90,120
君臣佐使	くんしんさし	98
君薬	くんやく	98
啓廸院	けいてきいん	7
経脈	けいみゃく	138
経絡	けいらく	136,138,140
郄穴	げきけつ	142
血	けつ	22,24,28
血虚	けっきょ	28
厥陰病	けっちんびょう	63
下薬(下品)	げやく(げほん)	87
原穴	げんけつ	142
五悪	ごあく	31
合穴	ごうけつ	142
膏剤	こうざい	84
黄膩苔	こうじたい	77
紅色舌	こうしょくぜつ	76
絳色舌	こうしょくぜつ	76
毫鍼	ごうしん	150
黄帝内経	こうていだいけい	6,18,82,134
後天の気	こうてんのき	48
後天の本	こうてんのほん	52
五華	ごか	31
五官	ごかん	31,46
五季	ごき	31
呼吸運動	こきゅううんどう	42
五行色体表	ごぎょうしきたいひょう	31
五行論	ごぎょうろん	30
五志	ごし	31
五主	ごしゅ	31

五臭	ごしゅう	31
五色	ごしょく	31
五性	ごせい	118
後世派	ごせいは	7
固摂作用	こせつさよう	23
五臓	ごぞう	31,34
五臓六腑	ごぞうろっぷ	8,34
骨	こつ	47
五病	ごびょう	31
五腑	ごふ	31
五味	ごみ	31,90,118,120
五味分類	ごみぶんるい	88
五兪穴	ごゆけつ	142
五要穴	ごようけつ	142
虚里の動	こりのどう	73
五労	ごろう	31
魂	こん	50
金	ごん	30

さ

数脈	さくみゃく	71
佐薬	さやく	98
参耆剤	さんぎざい	104
三部九候	さんぶきゅうこう	70
酸味(酸)	さんみ(さん)	88,90,120
散薬	さんやく	84
志	し	50
思	し	50,59
指圧	しあつ	154
自汗	じかん	66
四気	しき	88
四気分類	しきぶんるい	88
歯痕舌	しこんぜつ	77
四診	ししん	64
紫舌	しぜつ	76
膩苔	じたい	77

七情	しちじょう	59
湿邪	しつじゃ	58,106
実証	じっしょう	69,78,126
失神	しっしん	74
湿熱	しつねつ	28
実脈	じつみゃく	71
邪(邪気)	じゃ(じゃき)	54
使薬	しやく	98
瀉法	しゃほう	80,150
十四経脈	じゅうしけいみゃく	140
柔道整復	じゅうどうせいふく	154
手技療法	しゅぎりょうほう	154
粛降作用	しゅくこうさよう	42
取穴	しゅけつ	143
主水作用	しゅすいさよう	44
証	しょう	60,78
情	じょう	50
少陰病	しょういんびょう	63
傷寒論	しょうかんろん	7,18,102
滋養作用	じようさよう	24
焦灼灸	しょうしゃくきゅう	153
少神	しょうしん	74
小腸	しょうちょう	38
少腹急結	しょうふくきゅうけつ	73
小腹不仁	しょうふくふじん	73
生薬	しょうやく	10,86,98
上薬(上品)	じょうやく(じょうほん)	87
少陽病	しょうようびょう	62
渋脈(濇脈)	じゅうみゃく(しょくみゃく)	71
食薬	しょくやく	119,132
食養	しょくよう	116
食養生	しょくようじょう	116
食療	しょくりょう	116
女子胞	じょしほう	47
暑邪	しょじゃ	58,106
心	しん	38

神(神志)	しん(しんし)	8,38,50,74
腎	じん	44
津液	しんえき	24
心下拘攣	しんかこうれん	73
心下痞鞕	しんかひこう	73
鍼灸治療	しんきゅうちりょう	136
神農本草経	しんのうほんぞうきょう	18,87
辛味(辛)	しんみ(しん)	88,90,120
臣薬	しんやく	98
水	すい	30
髄	ずい	47
水穀の精気	すいこくのせいき	40,42
吸玉	すいだま	154
推動作用	すいどうさよう	23
杉山和一	すぎやまわいち	15
寸口	すんこう	70
精	せい	44,48,50
性	せい	50
正気	せいき	54,104
制宜	せいぎ	80
正経十二経脈	せいけいじゅうにけいみゃく	140,172
井穴	せいけつ	142
舌下静脈	ぜっかじょうみゃく	76
切診	せっしん	64,70,72
舌診	ぜっしん	76
煎じ薬	せんじやく	84,112
先天の気	せんてんのき	48
宣発作用	せんぱつさよう	42
蔵血作用	ぞうけつさよう	36
相剋関係	そうこくかんけい	30
燥邪	そうじゃ	58,106
相生関係	そうせいかんけい	30
痩舌	そうぜつ	77
疎泄作用	そせつさよう	36

189

太陰病	たいいんびょう	63
太極拳	たいきょくけん	155
台座灸	だいざきゅう	153
大腸	だいちょう	42
太陽病	たいようびょう	62
多汗	たかん	66
胆	たん	36,47
痰飲	たんいん	28
淡白舌	たんぱくぜつ	76
淡味	たんみ	121
地図状舌	ちずじょうぜつ	77
治病求本	ちびょうきゅうほん	80
遅脈	ちみゃく	71
中薬（中品）	ちゅうやく（ちゅうほん）	87
沈脈	ちんみゃく	71
通調水道作用	つうちょうすいどうさよう	42
ツボ（経穴）	つぼ（けいけつ）	14,136,138,142,144
鍉鍼	ていしん	150
手の厥陰心包経	てのけついんしんぽうけい	181
手の少陰心経	てのしょういんしんけい	177
手の少陽三焦経	てのしょうようさんしょうけい	182
手の太陰肺経	てのたいいんはいけい	173
手の太陽小腸経	てのたいようしょうちょうけい	178
手の陽明大腸経	てのようめいだいちょうけい	174
土	ど	30
怒	ど	50,59
盗汗	とうかん	66
統血作用	とうけつさよう	40
透熱灸	とうねつきゅう	153
同病異治	どうびょういち	80
東洋医学	とうよういがく	6,18
得神	とくしん	74
督脈	とくみゃく	140,185

内傷病	ないしょうびょう	56
任脈	にんみゃく	140,186
寧静作用	ねいせいさよう	24
熱(火)邪	ねっ(か)じゃ	58,106
熱証	ねっしょう	66,68,89,130
熱性（熱）	ねつせい（ねつ）	89,118
脳	のう	47
納気作用	のうきさよう	44

肺	はい	42
魄	はく	50
鍼治療	はりちりょう	137,150
半表半裏証	はんぴょうはんりしょう	61
脾	ひ	40
悲	ひ	50,59
脾胃	ひい	40,52
肥大舌	ひだいぜつ	77
標	ひょう	80
病位	びょうい	60
表証	ひょうしょう	60,78
風邪	ふうじゃ	58,106
副作用	ふくさよう	110
腹診	ふくしん	64,72
扶正祛邪	ふせいきょじゃ	80
扶正法	ふせいほう	80,122
浮脈	ふみゃく	71
聞診	ぶんしん	64
平性（平）	へいせい（へい）	89,118
棒灸	ぼうきゅう	153
防御作用	ぼうぎょさよう	23
膀胱	ぼうこう	44
望神	ぼうしん	74
望診	ぼうしん	64,74

炮製	ほうせい	88
募穴	ぼけつ	142
補剤	ほざい	104
補法	ほほう	80,150
本	ほん	80

ま

マッサージ	マッサージ	154
曲直瀬道三	まなせどうさん	7
未病	みびょう	82
脈	みゃく	47
脈診	みゃくしん	64,70
無痕灸	むこんきゅう	152
瞑眩	めんげん	110
木	もく	30
もぐさ	もぐさ	152
問診	もんしん	64,66,68

や

薬食同源	やくしょくどうげん	116
薬膳	やくぜん	116
憂	ゆう	50,59
有痕灸	ゆうこんきゅう	152
兪穴	ゆけつ	142
陽経	ようけい	140
陽証	ようしょう	63
養生訓	ようじょうくん	52
陽明病	ようめいびょう	62

ら

絡穴	らくけつ	142
絡脈	らくみゃく	138
六淫	りくいん	56,58,106
裏証	りしょう	60,78
涼性(涼)	りょうせい(りょう)	89,118
裂紋舌	れつもんぜつ	77
六病位	ろくびょうい	62
六部定位	ろくぶじょうい	70
六味	ろくみ	118
六綱分類	ろっこうぶんるい	78
六腑	ろっぷ	34

参考文献

『実践東洋医学 第1巻 診断篇』(東洋学術出版社)／『実践東洋医学 第2巻 生理・病態・治療理論篇』(東洋学術出版社)／『実践東洋医学 第3巻 臓腑理論篇』(東洋学術出版社)／『東洋医学を知っていますか』(新潮社)／『「気・血・水」の流れが健康をつくる「漢方の原則」で病気知らずに！』(プレジデント社)／『新装版 実践漢薬学』(東洋学術出版社)／『漢方上手：こんなことが知りたかった』(源草社)／『オールカラー版 基本としくみがよくわかる東洋医学の教科書』(ナツメ社)／『実用中医薬膳学』(東洋学術出版社)

監修者
三浦 於菟 (みうら おと)

善福寺東方医院院長、前東邦大学医療センター大森病院東洋医学科教授、
日本東洋医学会専門医、日本東洋医学会指導医

1947年山梨県生まれ。東邦大学医学部卒業。国立東静病院内科勤務を経て、1984年より中国・南京中医学院、台湾・中国医薬学院に留学。日本医科大学付属病院・東洋医学科助教授、東邦大学医学部医療センター大森病院・東洋医学科教授を経て現職。著書は『東洋医学を知っていますか』（新潮社）、『実践漢薬学』（医歯薬出版）、『マンガでわかる東洋医学の教科書』（ナツメ社）ほか多数。

編集協力	早川薫子、石川瑞子、嶋田萌（株式会社アーク・コミュニケーションズ）、髙水茂（髙水編集事務所）、香坂織鹿（株式会社Cブリッジ）
本文デザイン	株式会社しろいろ
イラスト	CHINATSU、おおの麻里
イラスト、写真協力	shutterstock
校正	株式会社ぶれす、小原多可子
編集担当	野中あずみ（ナツメ出版企画）

本書に関するお問い合わせは、書名・発行日・該当ページを明記の上、
下記のいずれかの方法にてお送りください。電話でのお問い合わせは
お受けしておりません。

・ナツメ社 web サイトの問い合わせフォーム
　https://www.natsume.co.jp/contact
・FAX（03-3291-1305）
・郵送（下記、ナツメ出版企画株式会社宛て）

なお、回答までに日にちをいただく場合があります。正誤のお問い合わせ以外の書籍
内容に関する解説・個別の相談は行っておりません。あらかじめご了承ください。

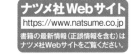

基本を学んで心身を整える！ 東洋医学のやさしい教科書

2024年10月3日 初版発行
2025年7月20日 第3刷発行

監修者	三浦 於菟（みうら おと）	Miura Oto,2024
発行者	田村正隆	
発行所	株式会社ナツメ社 東京都千代田区神田神保町1-52　ナツメ社ビル1F（〒101-0051） 電話　03（3291）1257（代表）　FAX　03（3291）5761 振替　00130-1-58661	
制　作	ナツメ出版企画株式会社 東京都千代田区神田神保町1-52　ナツメ社ビル3F（〒101-0051） 電話　03（3295）3921（代表）	
印刷所	ラン印刷社	

ISBN978-4-8163-7617-7　　　　　　　　　　　　　　　　　Printed in Japan

〈定価はカバーに表示してあります〉〈落丁・乱丁本はお取り替えいたします〉
本書の一部または全部を著作権法で定められている範囲を超え、ナツメ出版企画株式会社に無断で複写、複製、
転載、データファイル化することを禁じます。